Nature Passion

90+ Tés de hierbas medicinales para su salud

Una pequeña guía en la que usted no sólo aprenderá todos los beneficios de algunas plantas, sino que también le será de utilidad para complacer y curarse a sí mismo de forma natural... Los tés de hierbas, ¡y también las hierbas con propiedades únicas para descubrir!

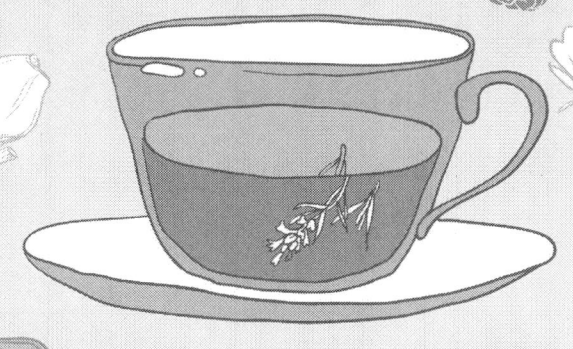

Cristina Rebière
& Olivier Rebière

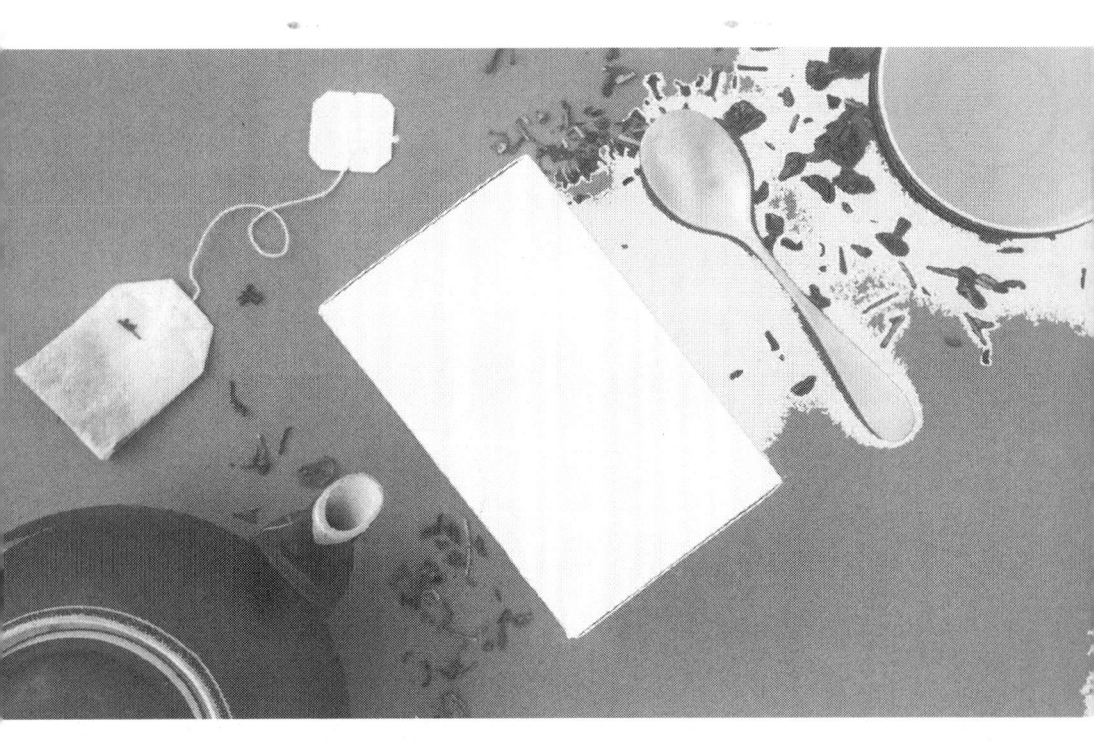

Copyright © Cristina & Olivier Rebière

Todos los derechos reservados.

ISBN : 9781729024843

TABLA DE CONTENIDO

¡Bienvenido!	5
Introducción y consejos	7
Propiedades medicinales y curativas de las plantas	10
Los tés de hierbas para el acné	29
Tés para las alergias	31
Tés para la anemia	32
Tés para las enfermedades biliares	33
Tés para la celulitis	34
Tés para la circulación sanguínea	35
Tés para reducir el colesterol	36
Tés para la conjuntivitis	37
Tés para las enfermedades del corazón	38
Tés para combatir el estreñimiento	39
Tés para prevenir la diabetes	40
Tés para combatir la diarrea	41
Tés para desintoxicar el hígado	42
Tés para la hipertensión arterial	44
Tés para combatir la indigestión	45
Tés para el insomnio	46
Tés para reforzar el sistema inmunológico	48
Tés para combatir la fatiga	49
Tés para la pérdida de peso	50
Tés para la migraña	51
Tés para la menopausia	54

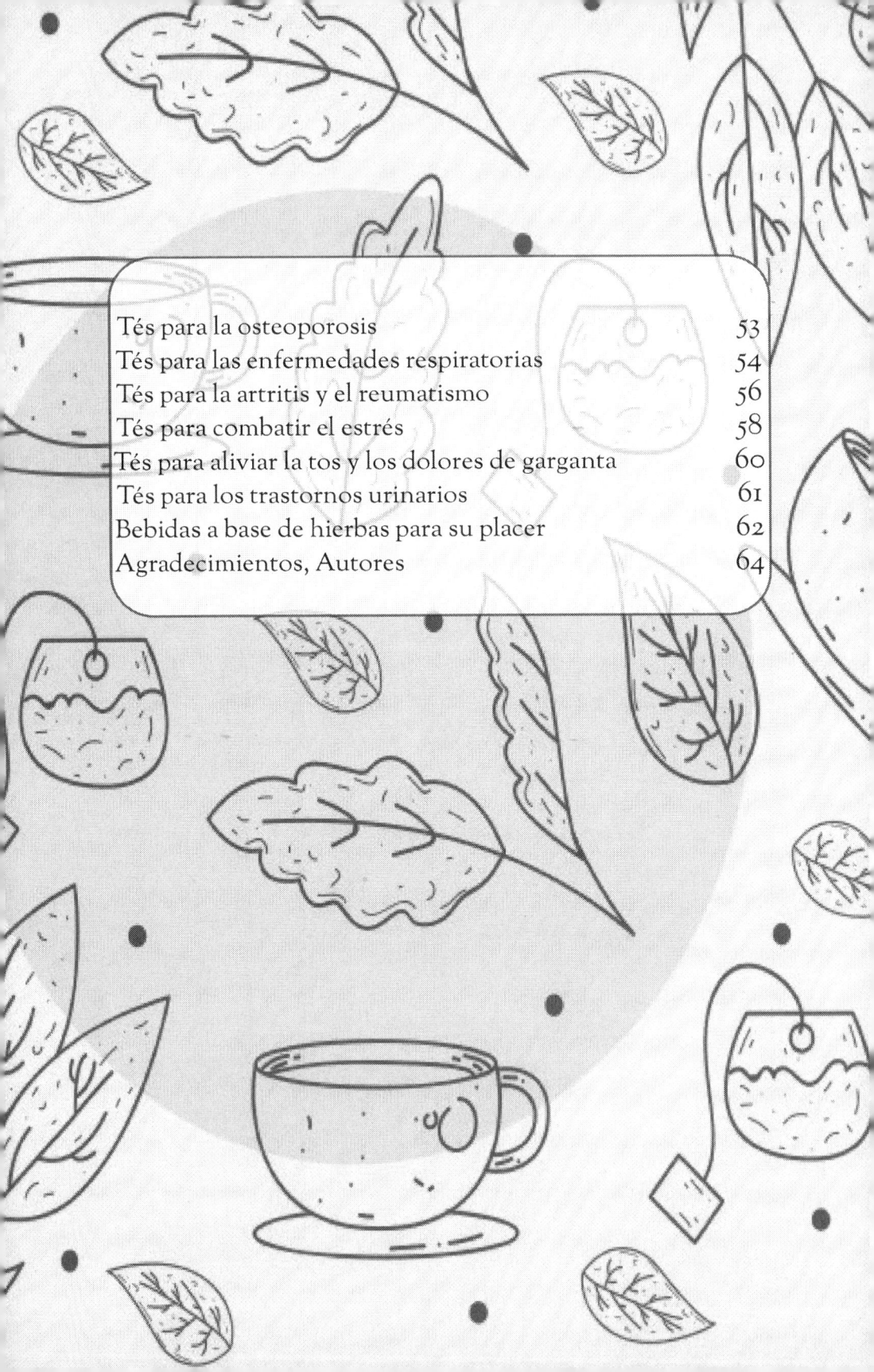

Tés para la osteoporosis	53
Tés para las enfermedades respiratorias	54
Tés para la artritis y el reumatismo	56
Tés para combatir el estrés	58
Tés para aliviar la tos y los dolores de garganta	60
Tés para los trastornos urinarios	61
Bebidas a base de hierbas para su placer	62
Agradecimientos, Autores	64

90+ Tés de hierbas medicinales para su salud

¡Bienvenido!

Le damos la bienvenida a su eGuide "Nature Passion" : "90 Tés de hierbas medicinales para su salud" - una guía práctica que esperamos le ayude a aprender acerca de las propiedades medicinales de las plantas y hacer que se desee preparar bebidas naturales para fortalecer su salud.

Siempre he estado fascinada por las plantas y sus propiedades. Las uso frecuentemente para tratarme a mí, a mi familia o incluso a mis amigos. No dudo en usarlas para cuidarme o incluso con mi hijo para tratar problemas menores, tales como malestar estomacal, una pequeña lesión, irritación de la piel, etc., y nunca ha sido un problema. Sí, es así, a menudo me ha sucedido que no soporta bien los medicamentos, pero las plantas sí hacen su efecto. Estoy hablando de pequeños dolores y, especialmente, esto no quiere decir que no se deba consultar a un médico si el problema persiste ¡o si parece más importante! Todos los niños se caen y se raspan - esto no es una razón para ir de inmediato al médico. Sin embargo, hay que sanar bien porque una pequeña herida puede infectarse. El desinfectante clásico comprado en las farmacias es muy útil, pero no ayuda a la curación. En cambio las plantas sí. Mi curiosidad en esta esfera nunca se ha detenido, desde que me trataron muy bien con un buen té de hierbas en lugar de tomar la medicación. Varias amigas me dijeron que debería escribir un pequeño libro sobre los tés y plantas, ¡así que aquí estoy!

En esta guía, primero le presentaré las propiedades de algunas de las plantas más comunes con las imágenes para reconocerlas en la naturaleza, en caso de que quiera, como yo, recogerlas ;-). También explicaré cómo preparar los tés. Las plantas se pueden comprar en las tiendas especializadas. Encontrará un par de bolsas de té en los supermercados, pero la elección no es muy amplia.

Entonces, propongo dos o tres infusiones que le hará bien para cada enfermedad. No haré una lista exhaustiva de condiciones, pero sí hablaré de las que afectan a la mayoría de la gente. Llagas pequeñas o grandes de la vida cotidiana que pueden ser tratadas o "calmadas" con infusiones de hierbas en vez de ir rápidamente a comprar medicamentos.

También voy a añadir al final una pequeña sección de placeres donde presentaré algunas bebidas a base de hierbas que puede preparar usted mismo, y también serán deliciosas a su paladar si las toma frías.
Me imagino que, como yo, usted no tiene una memoria infalible. Esta guía le permitirá recordar rápidamente en lo que las plantas y los tés de hierbas pueden ayudar si usted tiene problemas de circulación, colesterol, cálculos renales, si usted es una víctima de una anemia transitoria o simplemente si tiene un bajo nivel de energía...
Me di cuenta con asombro de que en algunas tiendas venden las plantas de té de hierbas, pero sin ninguna explicación sobre las condiciones en las que son beneficiosas, instrucciones de cómo prepararlas, o precauciones que se deben tomar para algunas... Con esta guía digital, que es posible tener de forma permanente con usted en su teléfono, podrá saber lo que necesita en función de su enfermedad ;-).

¡Atención! Los tés de hierbas no le van a curar y, desde luego, no deben tomar el lugar de las recomendaciones de su médico. Sin embargo, las plantas son una valiosa fuente de vitaminas, minerales y otros nutrientes.
Tenga en cuenta que no pretendo presentar todas las plantas que existen, porque me llevaría toda una enciclopedia. Sin embargo, ya he escrito otras guías en esta colección **"Nature Passion"**. Si está interesado, puede encontrarlas aquí https://olivierrebiere.com/e-books-spanish/ y en otras plataformas, de venta online.

¿Por qué no pasar a lo "natural"... o más bien volver?

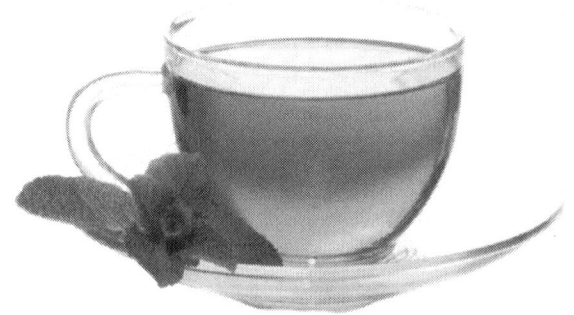

Introducción y consejos sobre los tés de hierbas

¿Qué es en realidad un té de hierbas?

El té de hierbas es una bebida con propiedades medicinales obtenidas por maceración, decocción o infusión de plantas (flores, hojas, raíces), frescas o secas, en agua caliente o fría.

¿Cómo se prepara el té de hierbas?

Hay varias maneras de preparar un té de hierbas:
- por infusión, que consiste en verter agua caliente sobre las plantas y luego dejar reposar durante unos minutos;
- en decocción, que es hervir durante unos minutos. Las plantas se sumergen en el agua;
- por maceración que consiste en remojar las plantas en agua fría durante varias horas.

Las plantas se pueden utilizar frescas o secas.

¿Qué partes de la planta se usan para hacer té de hierbas?

Raramente se utiliza la planta entera, y necesita saber que las diferentes partes de la misma planta pueden tener usos distintos. Las partes de la planta usadas generalmente son:
- **raíz**: rizoma (jengibre), bulbo (ajo) o raíz (Angélica),
- **hojas** (hojas de laurel, salvia, albahaca),
- **flores** (caléndula, violeta),
- **pétalos** (amapola),
- **partes aéreas** (ortiga),
- **eje** (cola de caballo),
- **frutas** (espino),
- **semillas** (lino),
- **corteza** (canela),
- **brotes** (pino).

¿Cómo utilizar un té de hierbas?

Las infusiones y decocciones se consumen preferiblemente calientes. Sin embargo, también se pueden beber frías durante el verano para disfrutarlas y refrescarse al mismo tiempo. Al comenzar a degustar algunos tipos de té, realmente le agradará y se sorprenderá con su delicado y fragante sabor, como el que está hecho a base de arándanos, por ejemplo. No voy a tomar en cuenta las plantas que son demasiado amargas o desagradables, ya que no son también para divertirse, sino sólo buenas ;-).

MI CONSEJO

Es mejor no endulzar los tés, porque el azúcar disminuye las virtudes de las plantas. No obstante, para las plantas que son amargas o muy ácidas, la miel puede sustituir el azúcar exitosamente.

Los tés de hierbas son conocidos por sus composiciones ricas en vitaminas, especialmente B1 y B2, minerales y oligoelementos. Si usted los consume regularmente, puede evitar muchas deficiencias.

- Las vitaminas son sustancias orgánicas necesarias para nuestro cuerpo. para recordarle las funciones de las vitaminas:
  - **Vitamina A**: promueve el crecimiento, mejora la visión, hidrata la piel
  - **Vitamina del complejo B**: incluye varias vitaminas que se involucran principalmente en el metabolismo de carbohidratos, grasas y proteínas, además de la síntesis de ciertas hormonas
  - **Vitamina C**: se requiere en la síntesis de colágeno y las células rojas de la sangre, y estimula el sistema inmune natural, é antioxidante y anti-escorbuto
  - **Vitamina D**: necesaria durante la infancia para prevenir el raquitismo, reduce el riesgo de osteoporosis
  - **Vitamina E**: antioxidante. Tiene una acción protectora sobre las células rojas de la sangre y un efecto beneficioso sobre el colesterol
  - **Vitamina K**: ayuda a la absorción de calcio por los huesos y a los efectos antihemorrágicos

- Las enzimas son sustancias complejas que ayudan a nuestro cuerpo a digerir y absorber los alimentos

- Los antioxidantes protegen a las moléculas orgánicas, como las grasas o el ADN, de la oxidación. Y parecen jugar un papel protector contra la carcinogénesis.

Para resumir, los tés de hierbas no sólo son excelentes para su salud, sino que pueden tener un efecto curativo, ya que le darán los nutrientes que su cuerpo necesita. Los tés de hierbas pueden tender un puente o prevenir deficiencias, y tienen efectos beneficiosos para diversos trastornos que voy a presentar para facilitar su búsqueda.

Voy a empezar primero con la introducción de las propiedades terapéuticas de algunas plantas, por orden alfabético en la siguiente sección.

También le diré qué partes de la planta se utilizan, en qué forma (fresca o seca), y para qué tipo de condiciones se pueden utilizar.

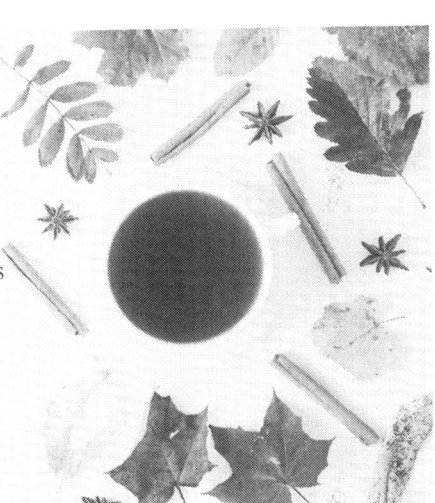

MI CONSEJO

Si no encuentra algunas plantas cerca de usted, le aconsejo comprar a través de Internet. Hay varios sitios web que ofrecen este tipo de té de hierbas. Le recomiendo comprar plantas secas y conservantes con el fin de obtener sus máximas virtudes.

Cristina & Olivier Rebière

Propiedades medicinales y curativas de las plantas

Achicoria - Cichorium intybus

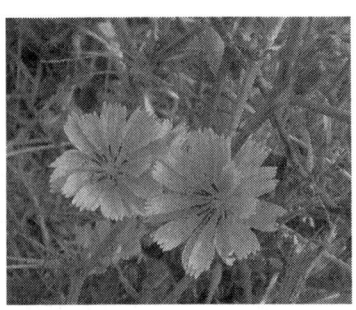

Descripción, componentes, partes utilizadas:
La achicoria salvaje (Cichorium intybus L.) es una planta herbácea de flores azules, hojas ovaladas, alargadas, con lóbulos agudos y dentados.
Todas las partes de la planta son amargas y se utilizan en hojas de hierbas y raíces.
Es muy rica en inulina (especialmente en la raíz), pero también contiene vitamina B, C, y K.

Hábitat: La achicoria salvaje es muy común en los prados, campos no cultivados y bordes de carreteras de Europa, Asia y África del Norte.

Propiedades medicinales: La achicoria estimula el drenaje y es beneficioso para el hígado y los riñones. Mejora la digestión.

Aciano - Centaurea cyanus

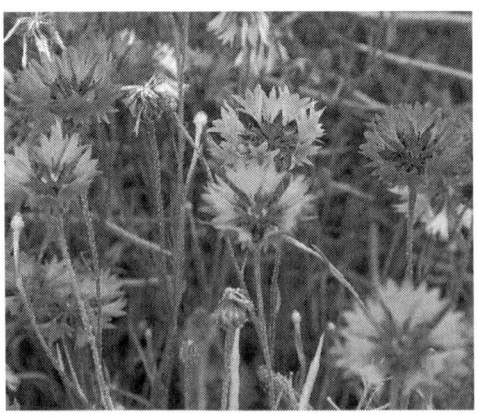

El aciano es una planta herbácea con una preciosa flor azul y hojas en forma de lanza. El florecimiento se produce entre mayo y agosto. Las flores son ricas en magnesio.

Los acianos a menudo están presentes en las proximidades de los campos de grano y en los campos de flores.

El aciano tiene virtudes antirreumáticas, antipiréticas y diuréticas. Alivia las irritaciones e inflamaciones de la piel y los ojos.

Agripalma - Leonurus cardiaca

La agripalma (Leonurus cardiaca) es una planta perenne, presente en toda Europa. Puede alcanzar 1,20 metros y sus hojas son de color verde oscuro por encima y por debajo de la ceniza. Las flores son de color rosa-púrpura, apretadas sobre toda la longitud del vástago con una apariencia peluda. Se utilizan las hojas y las flores.
La agripalma contiene vitamina A, C, E, beta-caroteno, minerales y ácidos orgánicos.

La agripalma se encuentra a lo largo de las carreteras o en los bosques, en los claros, en barbecho izquierdo de la tierra.

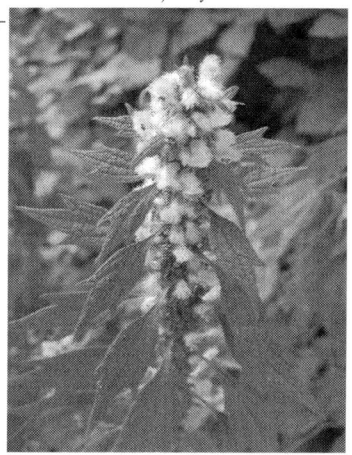

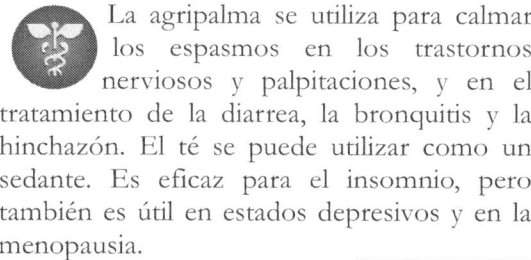
La agripalma se utiliza para calmar los espasmos en los trastornos nerviosos y palpitaciones, y en el tratamiento de la diarrea, la bronquitis y la hinchazón. El té se puede utilizar como un sedante. Es eficaz para el insomnio, pero también es útil en estados depresivos y en la menopausia.

Ajo - Allium sativum

Usted conoce, por supuesto, todos el ajo que se utiliza en su cocina... así que no voy a describirlo. Probablemente, también haya oído que tiene propiedades medicinales, ¿pero realmente conoce todas sus virtudes?
El ajo contiene vitamina A, B1, B2 y C, además de alicina, un compuesto antibacteriano, que lucha contra virus.
Las partes utilizadas son el bulbo (el ajo que se utiliza más comúnmente en la cocina), además de las hojas jóvenes. Ambos se comen crudos para disfrutar de sus propiedades medicinales.

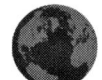
Puede crecer fácilmente en su jardín e incluso en macetas en la terraza, o puede comprarlo directamente al mercado.

El ajo es una hierba muy beneficiosa que se usa para luchar contra los resfriados y la bronquitis. Tiene efectos antibacterianos y es efectivo contra los trastornos de la piel como el acné y las espinillas.
El ajo es diurético, ayuda a la digestión y tiene propiedades antiinfecciosas. Disminuye la presión arterial y aumenta la fluidez de la sangre. Es un muy buen desinfectante y tiene cualidades antibacterianas que pueden ayudar a tratar las infecciones por hongos y verrugas (haga puré de ajo y aplíquelo en la zona afectada. para que siga haciendo efecto, colóquelo sobre una compresa y péguelo con cinta adhesiva).

Albahaca - Ocimum basilicum

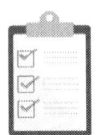

La albahaca se cultiva como planta aromática y condimento, pero sus propiedades curativas son menos conocidas. Las hojas son de color verde claro a verde oscuro, a veces de color púrpura-violeta en algunas variedades. Las flores son pequeñas y las semillas blancas, finas, oblongas y de color negro.

La albahaca es conocida y utilizada desde la antigüedad, cuando se consideraba una planta real. En la Edad Media, era parte de las plantas de la brujería. Las hojas y las flores se utilizan para infusiones de hierbas que tienen un sabor agradable, aromático.

Actualmente, la albahaca está muy extendida en el planeta y se utiliza en todas las cocinas. Puede crecer en su jardín e incluso en una olla, pero tenga cuidado porque teme al frío. A ella le gusta el clima cálido y soleado, mediterráneo o tropical.

Truco : Puede evitar que las flores perezcan y aumente la producción de hojas: pellizque los extremos de los tallos cuando se formen las flores.

Atención : ¡los tés de albahaca no están indicados para las mùjeres em barazadas, durante la lactancia o para los niños!

La albahaca tiene propiedades digestivas, antiespasmódicas, antisépticas, diuréticas y antiinflamatorias

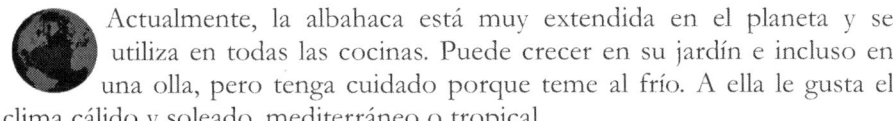
Apio de monte - Levisticum officinale

El apio de monte es una hierba perenne. Al cortarse, sus hojas se asemejan a las del apio. La inflorescencia es una umbela compuesta, densa, con pequeñas flores de color amarillento. Las semillas son de color marrón y comestibles.

Se usan todas las partes de la planta. En la medicina herbal, se utiliza el rizoma, las raíces secas y el aceite esencial extraído de las raíces.

Crece en los Alpes, los Pirineos y el Cáucaso por debajo de 1.800 m de altitud. Se conoce y se ha cultivado por sus virtudes curativas durante mucho tiempo, y se utiliza como condimento en muchos países.

Las semillas, hojas y raíces luchan eficazmente contra la retención de agua y facilitan la eliminación de toxinas. La raíz tiene propiedades anticonvulsivas, sedantes, digestivas, antiinflamatorias, antibacterianas, antifúngicas, antiparasitarias y expectorantes. El apio de monte tiene una acción reguladora sobre las reglas, para estimular el apetito, el hígado y las funciones biliares. El té es beneficioso para la migraña y los planes de adelgazamiento.

Amapola - Papaver rhoeas

La amapola es una hierba que usted probablemente conoce. La flor es de color rojo y el tallo es delgado y peludo.
Los pétalos secos se utilizan desde la antigüedad para calmar el dolor.

Las amapolas son muy comunes en los prados, campos, campos de cereales y forman colonias entre las malas hierbas.

Los tés de hierbas no sólo son calmantes y sedantes para los adultos, sino también para los niños. Calman la irritación de la garganta y la tos

Angélica - Angelica sylvestris

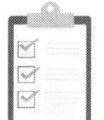
Angelica sylvestris es grande, el tallo fuerte puede tener 2-3 metros de altura. Tiene flores blancas dispuestas en paraguas. Las hojas son alternas, muy grandes, lanceoladas. Los frutos (= semillas) son de color amarillo o marrón claro, de forma ovalada, alargada y aplanada.

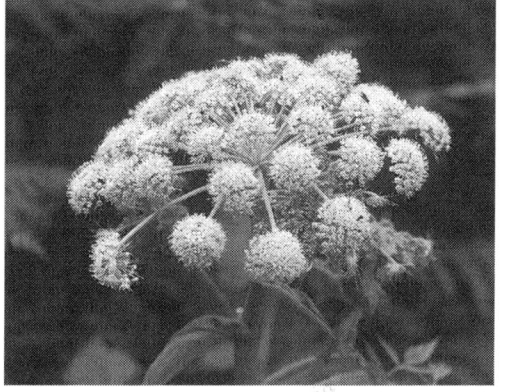

Se utilizan principalmente la *Angelica archangelica* - sus raíces y semillas.
Antiguamente se conocía como "hierba de la fiebre" y era considerada una planta mágica. Según la leyenda, fue traída por un ángel a un monje a quien reveló sus virtudes: proteger a los niños, curar la peste, combatir las picaduras de animales rabiosos y cazar al diablo.

Se encuentra en prados húmedos. Si crece en su jardín, necesita luz, humedad y un suelo rico en nutrientes.

La Angélica es antiespasmódica, tónica, estimulante y carminativa. También es beneficiosa para aliviar el estrés.

Apio - Apium graveolens

El apio (*Apium graveolens* L.) es una planta herbácea cultivada por sus hojas y su raíz, se come como verdura.. El apio contiene vitamina A, B y C.
El apio es bajo en calorías y rico en antioxidantes.

Atención : las hojas de apio contienen furanocoumarinas fototóxicas que pueden causar lesiones en la piel en caso de exposición al sol después de un contacto prolongado con la planta o su consumo excesivo.

El apio limpia la sangre y ayuda a aumentar los glóbulos rojos. Es útil para combatir el estreñimiento, migrañas y el reumatismo. El apio tiene propiedades diuréticas y tónicas. También es beneficioso en casos de hipertensión, enfermedades bronquiales, y combate el estrés con un efecto relajante sobre el sistema nervioso.

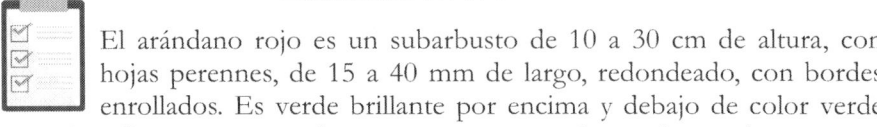

Arándano rojo - Vaccinum vitis idaea

El arándano rojo es un subarbusto de 10 a 30 cm de altura, con hojas perennes, de 15 a 40 mm de largo, redondeado, con bordes enrollados. Es verde brillante por encima y debajo de color verde claro. Sus flores aparecen de mayo a agosto y tienen forma de campana, blancas o rosadas, agrupadas en racimos. Los frutos de 5 a 10 mm de diámetro son de color rojo y tienen un sabor agrio. El fruto principalmente se utiliza en septiembre y octubre.

Los frutos de arándano rojo contienen gran cantidad de vitamina C. Son ricos en minerales y antioxidantes.

El arándano se encuentra en el Ártico, en el norte de Eurasia, Japón y América del Norte. En Francia, se encontró bastante en el Jura y los Alpes hasta 3000 m de altitud. Crece en los bosques abiertos (pinos, hayas y abetos), pantanos y prados de montaña.

Esta planta es de orientación principalmente femenina. Se recomienda en la menopausia, y tratar inflamaciones urogenitales, tales como la cistitis. También tiene propiedades antiinflamatorias, antisépticas, astringentes y diuréticas.

Borraja - Borago officinalis

La borraja (Borago officinalis L.) es una hierba con tallo grueso y peludo. Además, la planta entera está cubierta de pelos y cerdas cortas que hacen que sea áspera al tacto. Las flores son de color azul.

Las hojas son ricas en mucílago y nitrato de potasio, y las semillas son ricas en ácidos grasos esenciales, incluidos los ácidos grasos omega-6.

En la Edad Media, la borraja se consideraba una planta mágica afrodisíaca l'oméga-6.

La borraja es bastante común en terrenos baldíos en zonas templadas.

Atención : no la utilice excesiva y prolongadamente.

Por su mucílago, la borraja tiene propiedades emolientes y expectorantes, por lo que se utiliza en la inflamación de las vías respiratorias y la gastritis. También es diurético y desintoxicante

90+ Tés de hierbas medicinales para su salud

Caléndula - Calendula officinalis

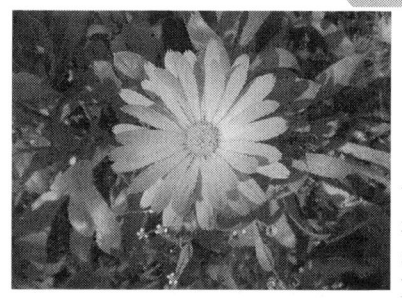
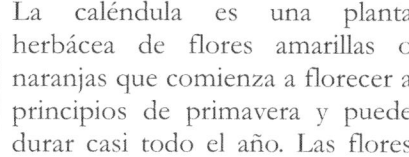

La caléndula es una planta herbácea de flores amarillas o naranjas que comienza a florecer a principios de primavera y puede durar casi todo el año. Las flores tienen la característica de cerrarse por la noche y volverse a abrir cuando el sol es lo suficientemente alto en el cielo. Fue llamada "la flor de la lluvia", porque cuando no se abre, es una señal de que el tiempo se está deteriorando.
Todas las partes de la caléndula tienen un fuerte olor aromático, desagradable, y su sabor es amargo.
Las flores secas se utilizan para infusiones de hierbas.

Es muy común en las regiones mediterráneas, crece en la mayoría de los jardines y terrenos baldíos sin necesidad de ser sembrada. También se cultiva y, además, se trata de una cultura que se practicaba en la escuela cuando era pequeña. Ya que cuando estaba en la escuela primaria, nos ocupamos en especial de la cosecha y el secado de flores.

Es antiinflamatoria, antimicrobiana, antioxidante, antiviral, antiséptica, antifúngica y cicatrizante. Estimula el sistema inmunológico y es beneficiosa para las úlceras. Las cremas son eficaces para la dermatitis y protegen la piel.

Cassis - Ribes nigrum

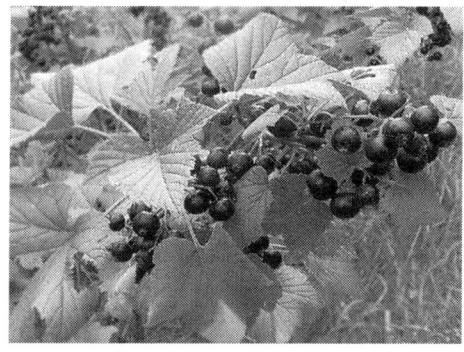

El cassis es el fruto del arbusto Ribes nigrum, que se forma en racimos negros, es delicioso, de piel suave, muy aromático. Todos ustedes conocen la excelente mermelada de grosella negra o el jugo, que es igualmente delicioso. La floración se produce entre mayo y agosto. Las frutas son ricas en vitamina C y B, y en calcio, hierro, magnesio, fósforo y potasio. Se usa las frutas y las flores para el té.

El cassis crece en las regiones montañosas y frías, pero se cultiva en zonas de colinas y montañas.

El cassis es un excelente tónico, curativo, antifatiga, antidiarréica y antiinfeccioso. Tiene propiedades diuréticas y depurativas, estimula la función hepática y renal. No sólo es beneficioso en el tratamiento de trastornos circulatorios y alta presión sanguínea, sino que también fortalece los huesos y las migrañas leves.

Cereza
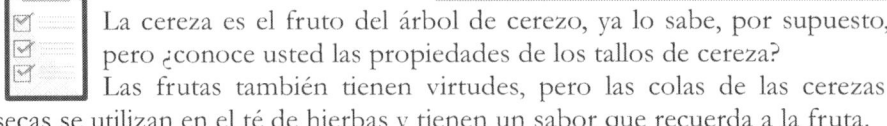

La cereza es el fruto del árbol de cerezo, ya lo sabe, por supuesto, pero ¿conoce usted las propiedades de los tallos de cereza?
Las frutas también tienen virtudes, pero las colas de las cerezas secas se utilizan en el té de hierbas y tienen un sabor que recuerda a la fruta.

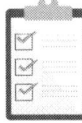
Las colas de cerezas secas ayudan al funcionamiento de los riñones, tienen un efecto beneficioso en los trastornos urinarios y la gota.

Cola de caballo - Equisetum arvense

La cola de caballo es una planta perenne rizomatosa con dos tipos de tallos: algunos estériles, de 50 cm a 1 m, robusto, erecto, con ranuras y huecos, y otros más pequeños y fértiles que aparecen antes de principios de primavera, de color marrón rojizo, más gruesos al final con un lóbulo alargado.
La cola de caballo es rica en sílice, además de potasio, calcio, hierro y vitamina C.
Los tallos verdes se secan con fines terapéuticos.

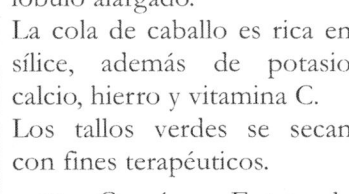

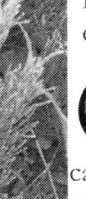
Común en Europa, la cola de caballo es habitual en los campos húmedos templados y puede subir a 2.500 metros.

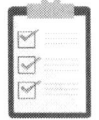
Tiene un efecto mineralizante, antiséptico, antiinflamatorio y diurético. Es beneficiosa para la osteoporosis, aterosclerosis, artritis, enfermedades de los riñones y el hígado. Es un buen tónico para el cabello y las uñas.

Diente de león - Taraxacum officinalis

El diente de león es una planta perenne que todo el mundo conoce, reconocible por sus flores amarillas. Tiene una larga raíz en forma de huso, aproximadamente del tamaño de un dedo, de color marrón rojizo. Sus hojas están dispuestas en una roseta en la base de la planta, son de color verde y están divididas con lóbulos agudos y dentados. Las hojas y las raíces se secan para fines terapéuticos.

Crece en casi todas partes: en los campos, prados, bosques abiertos, a lo largo de las carreteras o ríos.

90+ Tés de hierbas medicinales para su salud

 Los dientes de león tienen propiedades diuréticas, purificadoras, desintoxicantes, remineralizantes, calmantes y sedantes. Esta planta es beneficiosa para los trastornos hepáticos.

Echinacea Angustifolia

 La equinácea es una planta conocida desde hace un largo tiempo por los nativos americanos en las Montañas Rocosas del este. Se convirtió en una de las plantas medicinales más utilizadas en América del Norte y Europa. La floración dura de julio a septiembre. Se utilizan secas la raíz y la flor.

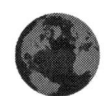 Originaria de América del Norte, la Echinacea Angustifolia se encuentra en bosque secos poco espesos, praderas y páramos, y tierras de cultivo. Se puede cultivar en las regiones templadas. La siembra se realiza en la primavera o el otoño, en un lugar soleado o con sombra porcial.
Atención : ¡no la utilice para mujeres embarazadas y niños!

 La equinácea tiene una actividad inmunoestimulante y propiedades curativas y antidepresivas. Los tés de hierbas son beneficiosos para los resfriados y para las infecciones del tracto urinario.

Espino blanco - Crataegus monogyna

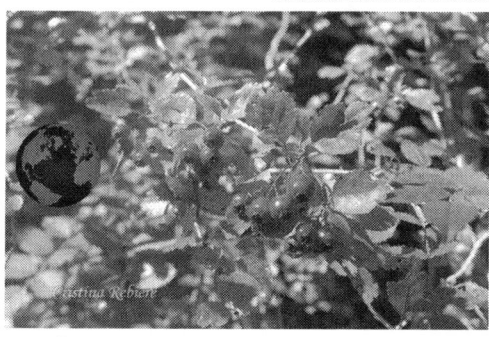 El espino blanco es un arbusto que puede medir de 4 a 10 m, con ramas espinosas. Las flores son de color blanco o rosa, ramos de flores muy fragantes. Los frutos son de color rojo, tienen una forma un poco ovalada con un solo núcleo. Se usa la fruta y la flor para el té.
Las flores y los frutos del espino blanco contienen vitamina B y C.

 El espino es muy común en todo el territorio francés hasta 1.600 m de altitud. Con frecuencia se encuentran en setos templados de Europa Occidental;.

 Sus flores tienen propiedades reguladoras de la frecuencia cardíaca y mejoran la circulación coronaria. Es un hipotensor, cardiotónico y antiespasmódico, calma las palpitaciones. El té de hierbas de espino reduce el estrés y ayuda a dormir, ¡pero en dosis altas puede tener el efecto contrario! También es beneficioso para la hipertensión.

MI CONSEJO
Si usted quiere recoger las flores de espino, debe saber que el período de floración es corto. Hay que recoger las flores cuando están en la yema, si los pétalos se desprenden de secado. Se deben secar en un lugar seco y ventilado. Las flores son de color amarillo y apenas conservan su aroma. Una vez seco, debe almacenarlos en una caja de cartón o en bolsas de papel.

Espliego o lavanda - Lavandula angustifolia

El espliego o lavanda es una especie de subarbusto. Se compone de los tallos de las flores con un pico de color de las flores azul-violeta. El tallo es leñoso de color gris verdoso, como las hojas, que tienen una forma alargada y puntiaguda. La planta tiene un sabor específico pronunciado. Las flores se utilizan secas en el té de hierbas.

Es originaria de las zonas de montaña, sol y playa, pero se cultiva en Europa, Australia y los Estados Unidos por sus propiedades.

Sus flores tienen propiedades calmantes, antidepresivas y sedantes. También tienen un efecto analgésico, antiinflamatorio, antiséptico, antibacteriano, diurético y curativo. La lavanda tiene cualidades antiespasmódicas. Se utiliza en baños terapéuticos para problemas de circulación y aliviar los dolores del reumatismo.

Euphrasia - Euphrasia officinalis

La Euphrasia (Euphrasia officinalis) es una planta herbácea de hojas ovales dentadas con flores bastante blancas con la garganta amarilla y el labio superior lila. También se conoce como rotura de las gafas de hierba o "el ojo miope" por sus propiedades. La planta entera se usa para hacer té de hierbas secas.

Tiene propiedades antiinflamatorias, antialérgicas y antiinfecciosas. Es beneficiosa para la conjuntivitis y la fiebre del heno.

Fresas salvajes

Las fresas salvajes son frutos de color amarillo, rojo o blanco, y tienen una forma oval alargada, más o menos redondeada. Son muy fragantes y tienen un sabor suave y delicado.
Todas las partes de la planta son de uso medicinal. Las hojas son ricas en taninos, sales de sílice, minerales, en hierro y vitamina C.
Los tés de hierbas son muy fragantes y tienen un exquisito sabor.

Están presentes en Europa, Norteamérica y Asia templada, en el bosque, claros, bordes de bosques, caminos arbolados cubiertos de hierba.

 Las fresas salvajes son astringentes, diuréticas y antirreumáticas. Los tés son beneficiosos para la gota, cálculos renales y trastornos del tracto urinario. Las fresas salvajes se recomiendan para las personas con anemia y tuberculosis.

Grama - Elymus repens

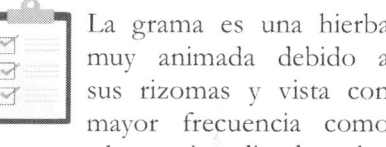

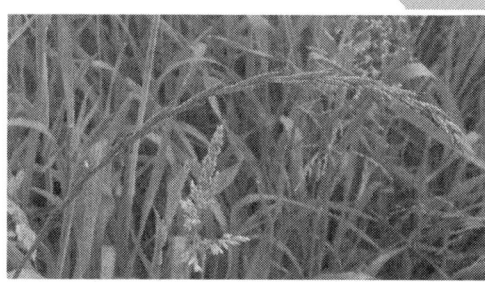 La grama es una hierba muy animada debido a sus rizomas y vista con mayor frecuencia como una maleza invadiendo los cultivos y jardines. Puede llegar a 1 m de altura, tiene flores en espigas erectas, laminadas, y hojas planas, alargadas y afiladas. Los rizomas son muy ramificados, largos y blancos. Para el té de hierbas se utiliza el rizoma. Contiene potasio, hierro y vitamina B.

 Los rizomas tienen propiedades emolientes, antibacterianas, antifúngicas y diuréticas. Los tés de hierbas son beneficiosos para la hipertensión, enfermedades respiratorias, tracto urinario y las articulaciones.

Hierba de San Juan - Hypericum Perforatum

 La hierba de San Juan es una hierba perenne con flores amarillas. Las sumidades floridas recogidas al inicio de la floración y las secas se utilizan en té de hierbas.

 Se encuentra en los campos, prados de flores, bordes de caminos y jardines.

 Tiene propiedades antidepresivas, digestivas, relajantes. Es beneficiosa para los ataques de pánico, trastornos de atención, cambios de humor, trastornos del sueño y la menopausia.

Hisopo - Hyssopus officinalis

 El hisopo es una planta con flores púrpuras, azules, blancas o rojas, agrupadas en espigas. Es una planta que prefiere solearse en la tierra en un lugar seco y bien drenado. Alivia el dolor de muelas si se utiliza la infusión para hacer gárgaras.

El hisopo se cultiva desde hace mucho tiempo en los "jardines de hierbas" de monjes y otros jardines medievales.
Esta es una planta medicinal muy antigua. Se usa toda la parte aérea: flores, tallos y hojas.
Atención : ¡los tés de hisopo no están indicados para los niños!

El hisopo tiene propiedades antisépticas, expectorantes y estimulantes. Los tés son beneficiosos para la tos, la gripe, y para las enfermedades respiratorias como el asma.

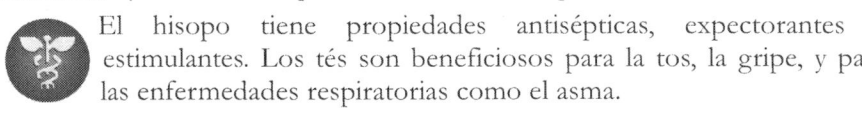
Jengibre - Zingiber officinalis

El jengibre (Zingiber officinale) es una planta cuyo rizoma se utiliza en la medicina tradicional desde tiempos antiguos.
El jengibre es rico en potasio, zinc, calcio, cobre y magnesio, y vitamina B, C y D. Se utiliza para el té de hierbas los rizomas frescos o secos.

El jengibre reduce el colesterol, es eficaz contra las náuseas y el dolor de transporte. Tiene propiedades antiinflamatorias, es beneficioso para el reumatismo inflamatorio.

Laurel - Laurus nobilis

El laurel es una especie de arbustos de hoja perenne, y que puede alcanzar hasta quince metros de altura. Las hojas en forma de lanceta tienen un fuerte olor aromático cuando se aplastan. Las flores son pequeñas, blancas, agrupadas en umbelas.
Las hojas se utilizan secas en el té de hierbas.

Es un arbusto mediterráneo.

Sus hojas se utilizan para tratar los calambres abdominales, calmar el reumatismo, el dolor en las articulaciones y infecciones dentales. Tienen propiedades antisépticas, antifúngicas y estimulantes.

Limón

Nutrientes
El limón no sólo contiene una gran cantidad de vitamina C, sino también vitamina A, B y E. Es rico en calcio, potasio, magnesio, hierro y zinc. Los limones son fuentes de antioxidantes.

El limón es antiviral y antibacteriano. Se recomienda en enfermedades del corazón y del hígado, para combatir la obesidad y para la pérdida de cabello. También es diurético.

Lino - Linum usitatissimum

El lino es una planta herbácea, nativa de Eurasia, cultivada por sus fibras textiles y oleaginosas. Su largo tallo es casi un metro de hojas simples, lanceoladas. Sus flores son de color azul o blanco. Las semillas son pequeñas, lisas, planas, rectangulares y muy ricas en aceite. Es una de las plantas cultivadas más antiguas en el mundo.
Las semillas se usan en infusiones. Contienen magnesio y potasio, pero también vitamina E y F.

El lino tiene una acción emoliente, protege las membranas mucosas del tracto digestivo. Es beneficioso para la gastritis, enteritis, la tos, las hemorroides, y las enfermedades cardiovasculares. Tiene propiedades laxantes, antiinflamatorias. Reduce el riesgo de ataque al corazón.

Llantén mayor - Plantago major

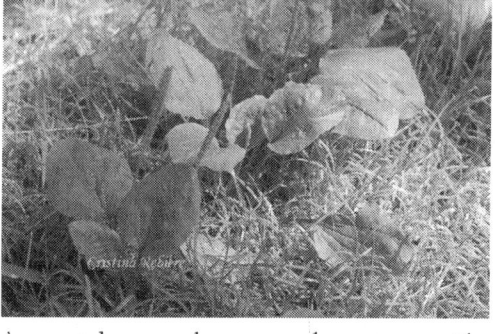

El llantén mayor es una planta que siempre me ha fascinado. Se considera hoy más bien como una mala hierba por los agricultores, sin embargo, fue una de las primeras plantas en haber diseminada en las colonias ...
¿¿¿No sería por sus virtudes???
Usted pronto podrá reconocerlo en parques, jardines o en caminos de madera con sus hojas verdes, ovales y anchas que están dispuestas en una roseta. Su inflorescencia tiene muchas flores diminuta.

El llantén mayor se encuentra en todas las zonas templadas.
Es una antigua planta medicinal en la que se utilizan sus hojas y semillas. Desde la antigüedad, esta planta se considera como una acción rápida hemostática para el perjuicio - es decir, que tiene la capacidad de detener el sangrado.

El llantén mayor es depurativo, diurético, antimicrobiano, antialérgico, antiinflamatorio, curativo y hemostático. Es beneficioso en enfermedades respiratorias, y especialmente el jarabe hec ho de esta planta es excelente para la tos, ya que adelgaza las secreciones de los bronquios. Las semillas tienen un efecto laxante debido al mucílago mecánico que contiene. Esta hierba también ayuda al colesterol, baja la presión arterial, y purifica la sangre y los pulmones.

Manzanilla de Castilla - Matricaria recutita

La manzanilla de Castilla (Matricaria recutita) es una hierba utilizada desde la antigüedad.
Las hojas son irregulares, casi filiformes, y las flores son pequeñas y con pétalos blancos, las cuales son responsables de su olor característico. La floración se produce de mayo a noviembre.
Las flores se pueden utilizar frescas o secas.

La manzanilla de Castilla está presente en Europa, Asia templada, el norte de África. En Francia, se encuentra en todas las regiones de la naturaleza, especialmente a lo largo de los caminos, en terrenos baldíos o cultivos, saladares o en suelos arenosos a baja altura.

La manzanilla se utiliza para los trastornos digestivos y para estimular el apetito. Calma enfermedades de la piel y los ojos. Tiene propiedades antibacterianas, cicatrizantes, calmantes y sedantes. Ayuda a la digestión y alivia los calambres digestivos y el dolor en las articulaciones.

Melisa - Melissa officinalis

La melisa es una planta perenne de 30-80 cm de altura, con hojas de forma ovalada y dentada que emiten una suave fragancia a limón cuando se aplastan. Las flores son pequeñas, blancas, en forma de campana.
Las hojas y tallos frescos o secos se usan en infusiones.

Originario de Europa, la melisa se introdujo en América del Norte y es cultivada y utilizada desde la antigüedad.

Los tallos y las hojas todavía se utilizan como tónico y estimulante. La melisa es digestiva, antiviral, antiinflamatoria, antiséptica y sedante. Es beneficiosa para las náuseas, taquicardia, espasmos en el estómago y el colon.

Menta - Mentha piperita

La menta piperita es una hierba derivada de una hibridación espontánea entre la menta de agua y la menta verde. Esta es una planta perenne de 10-80 cm de altura, con hojas simples, ovales-lanceoladas de margen dentado y peludas que desprenden un olor característico. Las flores son pequeñas, de color púrpura pálido.
Los pueblos antiguos conocían y utilizaban varias especies de menta.
Debido al sabor picante de sus hojas, la menta piperita es poco utilizada en la cocina y reservada para uso medicinal. Los tés son agradables y tienen un efecto relativamente rápido en calambres abdominales y problemas digestivos que siempre me ha sorprendido. Las hojas frescas o secas se utilizan en infusiones.

90+ Tés de hierbas medicinales para su salud

 La menta se cultiva en Europa, América, Asia y África del Norte. La que se encuentra a lo largo de los caminos es la menta verde, pero también tiene muchas de las propiedades de las especies de cultivo.

 Todas las mentas tienen propiedades tónicas y reparadoras, digestivas (combate pesadez, hinchazón, gases, calambres, diarrea). Facilitan el proceso urinario y la eliminación digestiva.

Naranja

 Nutrientes
La naranja es rica en vitamina C, pero también contiene vitamina A, B, K y E. Contiene una gran cantidad de potasio, pero también calcio, hierro fósforo, cobre y zinc. La naranja contiene antioxidantes.

La naranja es beneficiosa para las náuseas, el reumatismo, enfermedades respiratorias, la piel, anemia, insomnio y el asma.

Orégano - Origanum vulgare

 El orégano o mejorana silvestre es una planta perenne de 30 a 80 cm de altura, con un tallo rojo y peludo, y hojas verdes redondeadas, ligeramente dentadas. Las flores son pequeñas, de color rosa o púrpura, y se agrupan en pequeñas panículas. Contiene hierro, calcio, manganeso, vitamina E y K. Las hojas, semillas y flores se utilizan en infusiones.

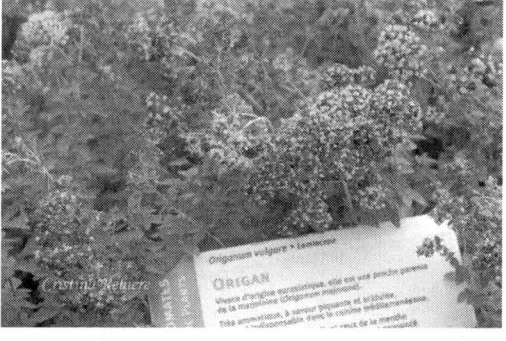

 Originario de Europa, el orégano se ha exportado a Oriente Medio. Era conocido por los pueblos antiguos por su fuerte sabor y propiedades medicinales.

 Tiene propiedades antisépticas, digestivas, antifúngicas, antivirales y expectorantes. Es beneficioso para el estrés, baja el colesterol, reduce los riesgos cardiovasculares.

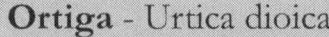

Ortiga - Urtica dioica

Las ortigas son un género que contiene una treintena de especies de plantas herbáceas con hojas peludas, la mayoría de las cuales tienen la molesta propiedad de "picadura" o quemar la piel cuando se tocan inadvertidamente. Han sido reconocidas como parte de las plantas medicinales más útiles y eficaces por mucho tiempo. Toda la planta está cubierta de pelos urticantes, por lo que debe asegurarse de llevar guantes si quiere recogerla ;-). Las flores masculinas y femeninas están separadas, en el mismo nivel o en diferentes pies. Las flores femeninas son de color verdoso y están colgando, mientras que las flores masculinas son de color amarillento y se encuentran en forma horizontal, en difusión o mazorca.

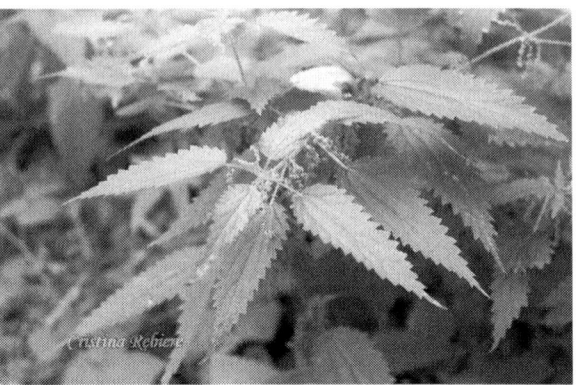

Ortiga es rica en vitaminas A, B, C y K. Contiene hierro, calcio, magnesio, potasio y fósforo.

Las hojas jóvenes y la raíz se utilizan en infusiones.

Las ortigas crecen en campos, cultivados o no, en los bosques, a lo largo de las carreteras o ríos.

Las ortigas se utiliza como tónico, purgante, diurético, antiinflamatorio, analgésico, antimicrobiano, antiulceroso, antianémico, hepatoprotector, antioxidante, antialérgico e inmunoestimulante. Son beneficiosas para los dolores reumáticos. Como enjuague bucal, la ortiga es eficaz contra infecciones, tales como úlceras en la boca y gingivitis. Promueve la lactancia en las mujeres embarazadas.

Perejil

Las hojas de perejil son ricas en vitamina A y C. El perejil contiene calcio, hierro, magnesio, fósforo, sodio, potasio.

La raíz del perejil es diurética y antihelmíntica. Su acción es beneficiosa para la astenia, anorexia, hipertensión, artritis y el reumatismo.

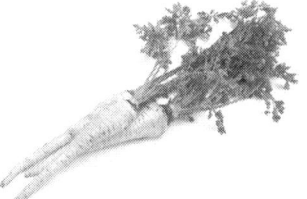

Rosal silvestre - Rosa canina

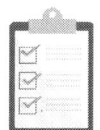
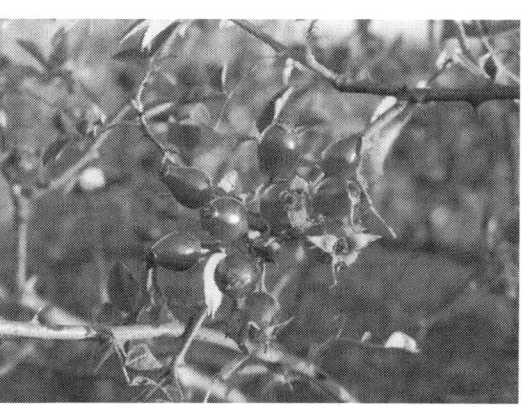

El rosal silvestre es una especie de arbusto espinoso de la familia de las rosáceas, muy común en las regiones templadas. Puede alcanzar 3 m de altura y sus hojas son alternas y dentadas. Las flores tienen una corola simple, con cinco pétalos de color blanco rosado. Los frutos son de color rojo cuando están maduros (octubre) y se les llama **"escaramujos"**. Son ricos en azúcares y vitamina C, además de vitamina B y A. Son en realidad el resultado de la transformación del receptáculo floral (falso fruto), que contiene los verdaderos frutos (aquenios).

<u>Atención</u> : las frutas (aquenios) y las pilas contenidas dentro de los escaramujos tienen una acción muy irritante para la piel y las mucosas. Su contacto produce picazón severa, ingestión y provoca un prurito anal muy significativo.

Las frutas pueden ser cosechadas a partir de julio a octubre, y se utilizan secas con fines terapéuticos.

 En Europa son comunes en setos, matorrales y terrenos baldíos en el bosque por encima de la llanura.

 Las frutas son beneficiosas contra la fatiga, resfriados, diarrea. Es un gran tónico venoso, que también tiene propiedades mineralizantes y diuréticas.

Salvia - Salvia officinalis

La salvia es un subarbusto también llamado "hierba sagrada". Sus tallos son de sección cuadrada y la base leñosa. Las hojas son de color verde claro por encima, de oblongas a blanquecinas, persistentes en el invierno gracias al revestimiento que protege los pelos lanosos. En la floración, los tallos son de color azul o rosa.

Su nombre proviene del latín "salvare" que significa **"salvar"**, **"curar"**. Es una planta sagrada desde la antigüedad por sus propiedades medicinales que dieron origen a la frase **"quien tiene la salvia en su jardín, no necesita un médico"**.

Las hojas y las flores se secan con fines terapéuticos.

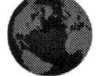Común en Europa, sobre todo en las zonas del sur, la salvia es bastante rara en la naturaleza. Se cultiva desde hace mucho tiempo.
La salvia es antiséptica, estimulante, tónica. Facilita la digestión y se utiliza en el tratamiento de la diabetes, ya que disminuye la glucosa en la sangre. Es beneficiosa en casos de sudoración excesiva por los sofocos durante la menopausia. El té también tiene un excelente efecto sobre el hígado, los calambres y la sudoración nocturna.

Saúco - Sambucus nigra

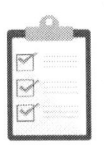El saúco es una especie de arbustos de crecimiento rápido de 1 a 10 metros de altura. Sus hojas son dentadas regularmente, y tienen un olor desagradable cuando se aplastan. Las flores aporecen a principios de verano y son de color blanco cremoso con una fragancia agradable bastante pronunciada. Las frutas son pequeñas bayas negras de carne púrpura suave de 6-8 mm en racimos con tres semillas. Las frutas contienen vitamina A y C.
Las flores y las frutas se secan con fines terapéuticos. Con las flores frescas se produce una excelente bebida refrescante. Encontrará la receta en la sección de bebidas.

Está presente en Europa, Asia occidental y África del Norte en las llanuras y colinas.

Las flores de saúco tienen una acción sudorífica, diurética, emoliente. Son beneficiosas para el reumatismo y estimulan la inmunidad del cuerpo. Las frutas tienen propiedades laxantes y antineurálgicas.

Serpol - Thymus serpyllum

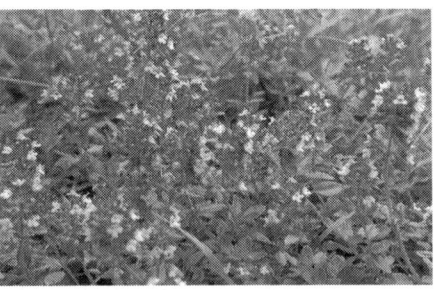

El serpol es un subarbusto de unos 10 cm de altura que se extiende hasta 50 cm de ancho. Tiene hojas muy pequeñas, opuestas, ovales, con un aroma de limón y flores y tallos en forma de lanza erguida azul o púrpura. Las partes aéreas se secan con fines terapéuticos.

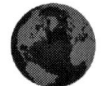Se encuentra en zonas soleadas, cepillo, prados secos, jardines de rocas, hasta 3.000 m de altitud.

El serpol tiene propiedades antisépticas, antivirales, diuréticas, expectorantes y antiespasmódicas. Desinfecta el tracto digestivo. Se utiliza en enjuagues bucales para combatir la inflamación de las enc ías y para hacer gárgaras en caso de dolor de garganta. Es beneficioso para las migrañas.

90+ Tés de hierbas medicinales para su salud

Stachys byzantina

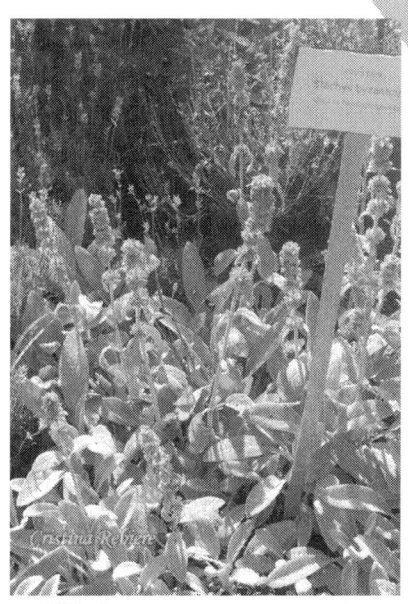

 Stachys byzantina es una planta también conocida como "oreja de conejo", debido a su delgadez y por sus hojas de color blanco grisáceo. La corola de las flores es de color rosa y violeta, tiene un labio superior cóncavo.

 Se puede cultivar fácilmente adaptándose a climas secos y ésta crece rápidamente.

Es una planta medicinal muy antigua: los egipcios fumaban sus hojas para tratar muchas enfermedades, incluyendo lesiones, problemas digestivos y dificultades respiratorias.

Sus hojas se utilizan para ayudar a la cicatrización de heridas.

Tilo - Tilia europea

El tilo es un árbol grande que puede llegar a más de treinta metros de altura, con ramas relativamente extendidas. El tronco tiene una corteza de color gris, lisa al principio, luego marca suficientemente un agrietamiento delgado y longitudinal. Las hojas son simples, alternas, con un punto largo en la punta y el borde dentado en forma de corazón. Las flores se agrupan, cada uno de estos inflorescencias que tienen en su base un pedúnculo soldado en toda su longitud a una bráctea translúcida oblonga amarillenta. Éstas son muy fragantes.

Las flores de tilo contienen mucílago, aceites esenciales, taninos, manganeso y vitamina C.

Las flores se secan con fines terapéuticos, pero también su corteza.

 Es muy común en las llanuras y colinas de las zonas templadas, el tilo está muy presente en las ciudades para que pueda recoger a menudo las flores por usted mismo ;-).

 Se recomiendan las infusiones de tilo para la fatiga, ataques de ansiedad, neurastenia, migrañas, la gripe y el insomnio. Sus flores tienen propiedades antidepresivas, eufóricas y sedantes. También son antiespasmódicas, y hacen fluir la sangre y favorecen su circulación.

Ulmaria - Filipendula Ulmaria

 La ulmaria es una planta perenne. Sus flores son pequeñas de color blanco amarillento, muy fragantes. Las hojas son de color verde oscuro, sin pelo arriba, pero fieltrado y blanco debajo.
Las hojas, raíces y flores se secan con fines terapéuticos.

 Crece en lugares húmedos, particularmente en el borde de ríos y acequias que bordean los caminos y campos.

Se utiliza como analgésico para el dolor articular y muscular, reumático dental, pero también es eficaz para el dolor de cabeza, los síntomas de la gripe con fiebre y dolores corporales. Tiene un efecto de drenaje beneficioso como parte de un régimen de adelgazamiento o para la celulitis. También tiene propiedades curativas, antiespasmódicas y sudoríficas.

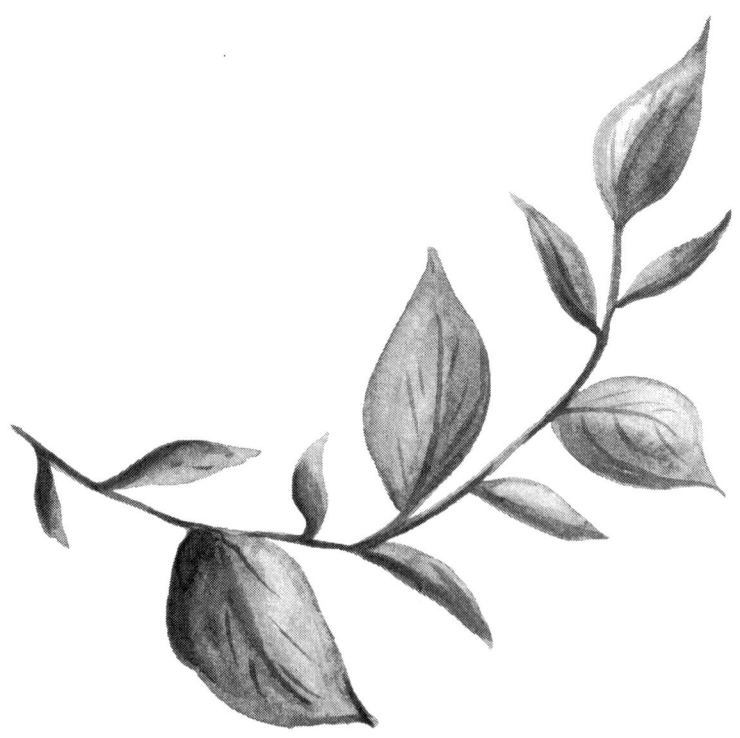

90+ Tés de hierbas medicinales para su salud

Los tés de hierbas para el acné

El acné es una afección de la piel que se produce en la adolescencia y está asociada con la hipersecreción de sebo. Todos hemos experimentado la vergüenza y la incomodidad causada por espinillas en la cara cuando éramos adolescentes. De hecho, este problema puede seguir produciéndose incluso más tarde. Así que, si desea evitar o reducir al mínimo los efectos del acné, estos tés de hierbas le harán bien a usted o a sus hijo(a)s adolescentes :-)

RECETA 1 - Máscara con ajo, arcilla blanca y miel

Ingredientes: Este té se puede utilizar en el tratamiento de la fiebre del heno.
• 1 cucharada de Stachys byzantina seca por taza de agua

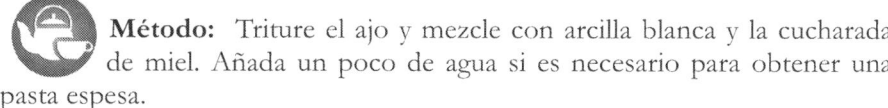

Método: Triture el ajo y mezcle con arcilla blanca y la cucharada de miel. Añada un poco de agua si es necesario para obtener una pasta espesa.

Ate el cabello y aplique una capa fina de la mezcla en la cara. Déjela por 15 minutos y enjuague con agua fría.

RECETA 2 - Té de diente de león

Es un té de hierbas que puede combatir el acné luchando contra las toxinas que desequilibran las hormonas.

• 1 cucharadita de raíz seca de diente de león por taza de agua

Hierva la raíz seca durante 2 minutos. Deje en infusión durante 10 minutos. Filtre antes de beber. Endulce con miel si es necesario.

Dosis: 2-3 tazas / día.

RECETA 3 - Té de salvia

1 cucharada de salvia seca por cada 100 ml de agua

Prepare una infusión con 1 cucharada de salvia seca por cada 100 ml de agua hirviendo y deje accionar durante diez minutos. Deje que se enfríe un poco y aplique compresas en las partes afectadas.

RECETA 4 - Tintura de llantén mayor

 100 g de hojas secas de llantén mayor, 1 litro de alcohol de 70°

 Deje macerar las hojas en alcohol durante la noche. Filtre y aplique compresas en la cara en las zonas afectadas para el acné. Esta tintura también es eficaz en el lavado de boca para la gingivitis, úlceras bucales, dolor dental y otras infecciones.

2 a 3 compresas o gargarismos/día

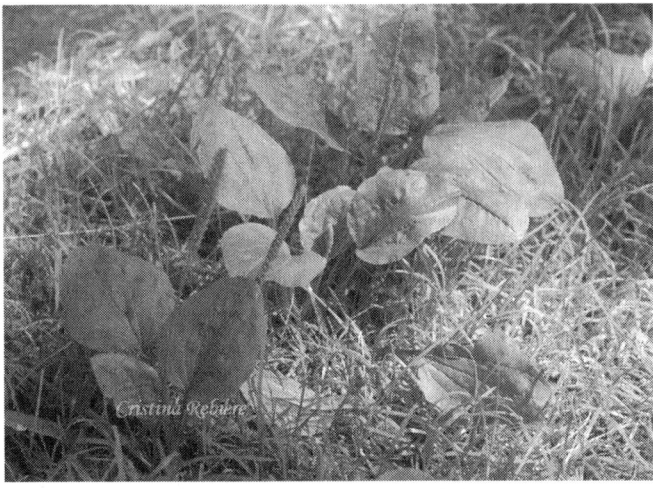

90+ Tés de hierbas medicinales para su salud

Tés para las alergias

La alergia es un fenómeno patológico de la respuesta inmune exagerada, en particular, la reacción inflamatoria. Esta es una enfermedad cada vez más común, por lo tanto, fortalezca su sistema inmunológico con tés de hierbas.

RECETA 5 - Té de Stachys byzantina

Este té se puede utilizar en el tratamiento de la fiebre del heno.

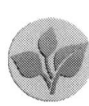
1 cucharada de Stachys byzantina seca por taza de agua

Haga una infusión durante diez minutos. Filtre.
Vierta diez gotas en cada fosa nasal cuatro veces al día.

RECETA 5 - Té de ortigas

2 cucharada de ortigas frescas o secas

Infunda 2 cucharadas de hojas de ortigas frescas o secas por un litro de agua hirviendo y déjelo actuar durante diez minutos. Filtre antes de beber.

2 tazas / día

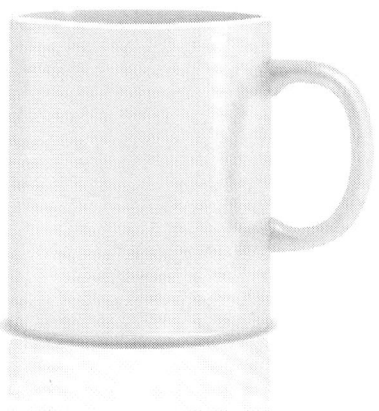

Tés para la anemia

La anemia es un recuento anormal de la sangre caracterizada por la disminución de la hemoglobina. Aquí están algunos tés de hierbas que pueden ser beneficiosos si tiene anemia.

RECETA 7 - Té de fresas salvajes y naranja

1-2 cucharadita(s) de fresas salvajes secas, 1 naranja

Hierva 2 cucharaditas de plantas secas con la ralladura de una naranja en un litro de agua.
Filtre antes de beber y añada el zumo de naranja.

3 tazas / día.

RECETA 8 - Té de ortigas con limón

1 cucharada ortigas secas, 1 limón

Prepare una infusión en una gran taza de agua hirviendo y déjelo actuar durante diez minutos. Filtre y añada el jugo de limón antes de beberlo.

2-3 tazas / día.

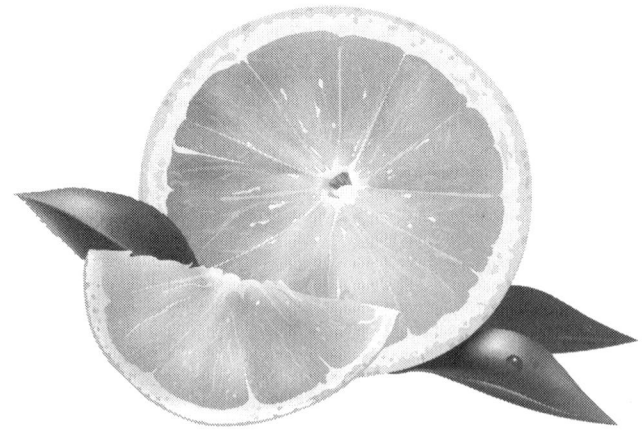

90+ Tés de hierbas medicinales para su salud

Tés para las enfermedades biliares

La vesícula biliar es un órgano que se encuentra en el abdomen contra el hígado. La principal función de la vejiga es almacenar la bilis para su restitución en el transcurso de la digestión. Varias enfermedades pueden afectar a este órgano. Aquí están algunos tés de hierbas que pueden ser beneficiosos para las enfermedades biliares.

RECETA 9 - Té de jengibre con limón

1-2 cucharadita(s) de fresas salvajes secas, 1 naranja

Hierva 2 cucharaditas de plantas secas con la ralladura de una naranja en un litro de agua.
Filtre antes de beber y añada el zumo de naranja.

3 tazas / día.

RECETA 10 - Té de laurel con limón

10 g de hojas de laurel, 1 limón

En infusión, deje en remojo las hojas de laurel en 1 litro de agua. Filtre antes de beber y añada el jugo de limón. Si es demasiado ácido o amargo, agregue un poco de miel.

2 - 3 tazas/ día

RECETA 11 - Té de caléndula

2 cucharadita de flores secas de caléndula

Durante 5 minutos, deje en infusión dos cucharaditas de flores secas por taza de agua hirviendo. Filtre antes de beber.

2 - 3 tazas/ día

Tés para la celulitis

La celulitis es el resultado de la distribución del tejido adiposo aumentado a nivel de la piel de ciertas regiones características en las mujeres. Este incremento se encuentra principalmente en los muslos, las nalgas y las caderas, y tiene el aspecto de piel de naranja.

Aquí está un té de hierbas que pueden ser beneficiosos para la celulitis.

RECETA 12 - Té de fresas salvajes y naranja

 2 cucharadita de flores secas de caléndula

 2 - 3 tazas/ día

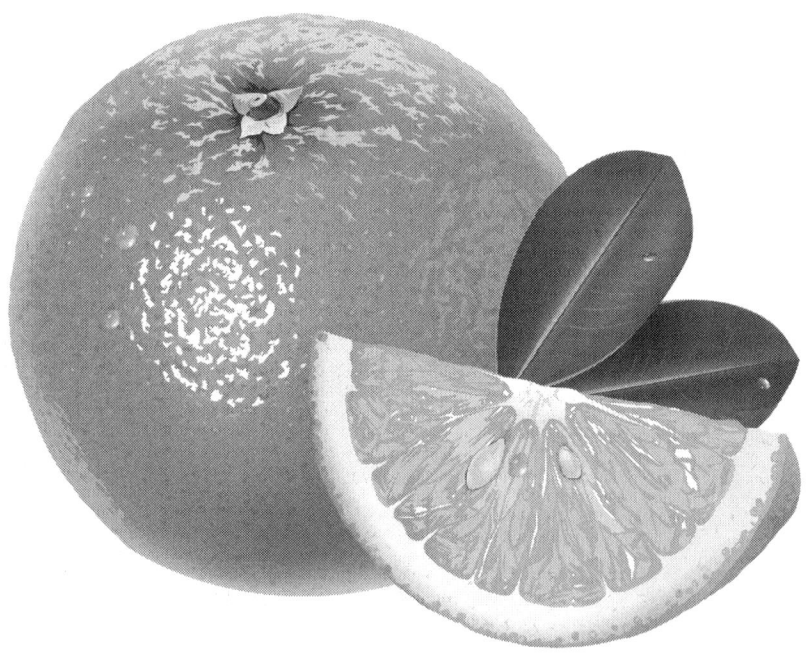

90+ Tés de hierbas medicinales para su salud

Tés para la circulación sanguínea

Muchos de nosotros tenemos problemas de circulación sanguínea. El calor es un factor agravante y las piernas sufren durante el verano... Debido al estancamiento de la sangre en la parte inferior del cuerpo, el calor provoca la dilatación de las venas, lo que puede debilitar la pared y comprometer a largo su elasticidad.

Aquí están algunos tés de hierbas que pueden ser beneficiosos por el adelgazamiento de la sangre y el fortalecimiento de las venas.

RECETA 13 - Té de frutas de rosal silvestre

3 frutas secas por taza

Realice una decocción de 2 minutos, luego deje en infusión durante 10 minutos. Filtre antes de beber.

2 à 3 tazas / día.

RECETA 14 - Té de tilo con miel

4 brácteas de tilo, miel

Durante 5 minutos, deje reposar 4 brácteas secas por taza de agua hirviendo. Filtre y endulce con miel de tilo antes de beber.

2 à 3 tazas / día.

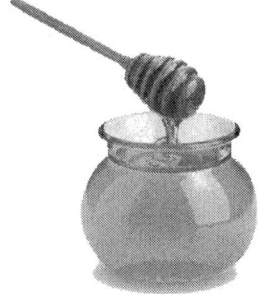

Cristina & Olivier Rebière

Tés para reducir el colesterol

Aquí están algunos tés de hierbas que pueden ser beneficiosos en la lucha contra el colesterol malo.

RECETA 15 - Té de jengibre

 1 cucharadita de jengibre

 Durante unos minutos, deje en infusión una cucharadita de jengibre fresco o seco por taza de agua. Filtre antes de beber.

 1 taza/día.

RECETA 16 - Té de orégano

 1 cucharadita de hojas y flores secas de orégano

 Añada agua hirviendo sobre 1 cucharadita de hojas y flores secas de orégano y deje en infusión durante 10 minutos. Filtre antes de beber.

 2-3 tazas / día

RECETA 17 - Té de llantén mayor

 1 a 2 cucharadita de hojas secas de llantén mayor

 Añada 250 ml de agua hirviendo sobre 1 a 2 cucharadita de hojas secas y deje en infusión durante 10 minutos. Filtre antes de beber.

 3 à 4 tazas / día

Tés para la conjuntivitis

La conjuntivitis es una inflamación de las membranas mucosas que recubren los párpados, por lo general benigna. Es importante consultar a un médico para que le recete gotas de antibiótico si tiene una infección bacteriana. Aquí están algunos tés de hierbas que pueden ser beneficiosos para los ojos.

RECETA 18 - Té de acianos et de manzanilla

1/2 cucharadita de acianos et 1/2 cucharadita de manzanilla

Realice una decocción hirviendo las plantas durante unos minutos sumergidas en agua.
Deje enfriar un poco y coloque compresas sobre los ojos afectados.

RECETA 19 - Té de Euphrasia

1 cucharada por taza de Euphrasia seca

Haga una infusión durante diez minutos. Filtre.
Deje enfriar un poco y coloque compresas sobre los ojos afectados.

Tés para las enfermedades del corazón

Como usted sabe, el corazón es uno de nuestros órganos vitales y, por lo tanto, es por el que debemos tener más cuidado. Aquí están algunos tés de hierbas que pueden ser beneficiosos para proteger y fortalecer el corazón.

RECETA 20 - Té de lino con limón

 2 cucharadas de lino, 1 limón

 Ponga a macerar durante la noche 2 cucharadas de semillas de lino por 500 ml de agua. Por la mañana, hierva durante 5 minutos. Filtre antes de beber y añada el jugo de limón.

 1 taza/día.

RECETA 21 - Té de orégano

 1 cucharadita de hojas y flores secas de orégano

 Añada agua hirviendo sobre 1 cucharadita de hojas y flores secas de orégano y deje en infusión durante 10 minutos. Filtre antes de beber.

 2-3 tazas / día

RECETA 22 - Jarabe de llantén mayor con miel

El jarabe de llantén mayor no sólo cura y fortalece el corazón, sino también los pulmones, y desintoxica la sangre y el hígado.

 1 a 2 puñado(s) de hojas frescas de llantén mayor, miel

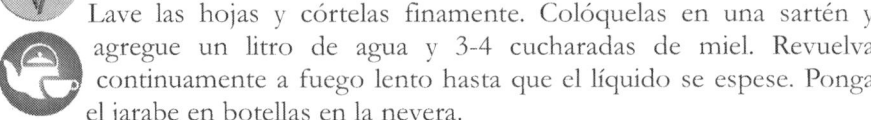 Lave las hojas y córtelas finamente. Colóquelas en una sartén y agregue un litro de agua y 3-4 cucharadas de miel. Revuelva continuamente a fuego lento hasta que el líquido se espese. Ponga el jarabe en botellas en la nevera.

 1 cucharadita antes de las comidas durante 2-3 semanas

90+ Tés de hierbas medicinales para su salud

Tés para combatir el estreñimiento

El tránsito intestinal puede ser el causante no sólo de la tensión, sino también de muchos otros problemas. Aquí están algunos tés de hierbas que pueden combatir el estreñimiento.

RECETA 23 - Té de lino

2 cucharadas de semillas de lino, agua

Ponga a macerar durante la noche 2 cucharadas de semillas por 500 ml de agua. Por la mañana, hierva durante 3 minutos. Filtre antes de beber.

1 taza antes de las comidas

RECETA 24 - Té de bayas del saúco

1 cucharadita de bayas secas del saúco

Haga una infusión de unos diez minutos con una cucharadita de bayas del saúco por taza de agua hirviendo. Filtre antes de beber y endulce con miel si es necesario.

3 tazas / día

RECETA 25 - Té de las semillas de llantén mayor en polvo

1 a 2 cucharadita de las semillas de llantén mayor en polvo

Añada 1 cucharadita de las semillas de llantén mayor en polvo por taza de agua hirviendo y deje en infusión durante 10 minutos. Filtre antes de beber.

3 a 4 tazas / día

Tés para prevenir la diabetes

La diabetes se refiere a un síndrome caracterizado por un aumento en la producción de orina, necesariamente acompañado de sed excesiva. La diabetes mellitus es la más común y se asocia a una anomalía de la síntesis de insulina. Aquí están algunos tés de hierbas que pueden prevenir la aparición de este síndrome.

RECETA 26 - Té de ortigas

1 cucharadas de ortigas secas

Prepare una infusión en un litro de agua hirviendo y deje durante 5-10 minutos. Filtre antes de beber. Al igual que influye en el páncreas de ortiga, el té ayuda con los niveles de azúcar en la sangre.

2 tazas / día.

RECETA 27 - Té de salvia

1 cucharadita de salvia seca por taza

Haga una infusión con 1 cucharadita de salvia seca por taza de agua hirviendo y déjelo actuar durante diez minutos. Filtre antes de beber.

2-3 tazas / día.

90+ Tés de hierbas medicinales para su salud

Tés para combatir la diarrea

Todos, en un momento u otro, hemos sufrido de diarrea. Aquí están algunos tés de hierbas que pueden combatir la diarrea.

RECETA 28 - Té de menta

Los mejores tés para combatir la diarrea y los cólicos abdominales son a base de menta. Siempre he utilizado este té para toda mi familia ¡y siempre ha funcionado muy bien! Incluso las bolsas que se venden en los supermercados funcionan bien, aunque la planta seca produce resultados más rápidamente.

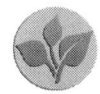 1 cucharadita de menta fresca o seca

 Prepare una infusión de una cucharadita de menta para una gran taza de agua hirviendo y déjelo actuar 5 minutos. Filtre antes de beber.

 -3 tazas / día.

RECETA 29 - Té de albahaca

 1 cucharadita de albahaca

 Prepare una infusión en una gran taza de agua hirviendo y déjelo actuar durante 10 minutos. Filtre antes de beber.

 2 à 3 tazas / día.

RECETA 23 - Té de frutas de rosal silvestre

 40 g polvo de frutas por litro.

 : Ponga 40 g de polvo de frutas por litro de agua hirviendo y deje en infusión durante 15 minutos. Filtre antes de beber.

 2 à 3 tazas / día.

Cristina & Olivier Rebière

Tés para desintoxicar el hígado

El hígado cumple un papel muy importante en nuestro cuerpo. Aquí están algunos tés de hierbas que pueden ser beneficiosos para el hígado.

RECETA 31 - Té de raíces de achicoria y diente de león

 1 cucharada de raíces de achicoria y 1 cucharada de diente de león

 Hierva durante 5 minutos las plantas, luego deje en infusión durante 10 minutos. Filtre antes de beber. Tenga en cuenta el sabor no es muy bueno...

 1 taza por la mañana y otra por la noche.

RECETA 32 - Té de apio de monte con limón

 1 cucharada de apio de monte y 1 limón

 Prepare una infusión durante 10 minutos, con 1 cucharada de planta por 250 ml de agua. Filtre y añada el jugo de limón antes de beber.

 2 a 3 tazas / día.

RECETA 33 - Té de diente de león y ortiga

 1 puñado de hojas frescas de dientes de león y otra de ortigas

 Lave las hojas. Deje que impregnen vertiendo 500 ml de agua hirviendo y déjelo actuar por 5 minutos. Filtre antes de beber. Endulce con miel si es necesario.

 2-3 tazas / día.

RECETA 34 - Té de cola de caballo

 2 cucharadas de cola de caballo seca

 Deje macerar 2 cucharadas por 1/2 litro de agua durante la noche. A la mañana, caliente y filtre antes de beber.

 1/2 litro por día en dosis divididas.

RECETA 35 - Té de caléndula con miel

 2 cucharaditas de flores secas de caléndula, 1 cucharadita miel

 Durante 5 minutos, deje en infusión dos cucharaditas de flores secas por taza de agua hirviendo. Filtre y endulce con miel antes de beber.

 2 - 3 tazas/ día

Tés para la hipertensión arterial

La hipertensión arterial es una enfermedad cardiovascular caracterizada por una presión arterial demasiado elevada. Aquí están algunos tés de hierbas que pueden ser beneficiosos para la hipertensión, haciéndola bajar naturalmente, o bien, logrando prevenirla.

RECETA 36 - Té de ajo y naranja

1 diente de ajo, 1-2 cucharadita(s) de piel de naranja seca

Durante unos minutos, deje en infusión una o dos cucharaditas de piel de naranja seca con una diente de ajo pelado y cortado en trozos. Filtre antes de beber.

RECETA 37 - Té de llantén mayor

1 cucharadita de semillas secas de llantén mayor

Añada 250 ml de agua hirviendo sobre 1 cucharadita de semillas secas y deje en infusión durante 10 minutos. Filtre antes de beber..

3 tazas / día

RECETA 38 - Té de apio y limón

2 tallos de apio con hojas, jugo y la ralladura de un limón
1 litro de agua

ave el apio y el limón. Ponga a hervir agua, y cuando hierva, agregue el apio y la ralladura de limón en rodajas. Déjelo de 5 a 10 minutos a fuego lento. Deje reposar durante diez minutos y añada el jugo de limón.

1 à 2 tazas / día

RECETA 39 - Té de frutas de espino blanco

2 tallos de apio con hojas, jugo y la ralladura de un limón
1 litro de agua

Realice una decocción hirviendo durante 5 minutos con 1 cucharadita por taza. Filtre antes de beber.

Tés para combatir la indigestión

La indigestión es el rechazo de una comida reciente por el sistema digestivo. Es comúnmente llamado "ataque de hígado". Aquí están algunos tés de hierbas que pueden prevenir la indigestión

RECETA 40 - Té de melisa fresca

1 o 2 tallos con hojas de melisa fresca

En un litro de agua, sumerja 2 tallos con hojas de melisa y hervir. Luego deje en infusión durante 10-15 minutos. Filtre y déjelo enfriar antes de beber. Este té es incluso mejor fresco.

1/2 tazas por día

RECETA 41 - Té de hierba de San Juan con miel

Tenga en cuenta que este té tiene un sabor ligeramente amargo.

1 cucharadita de hierba de San Juan, 1 cucharadita de miel de acacia

Haga una infusión de unos diez minutos con una cucharadita de hierba de San Juan seca por una gran taza de agua. Filtre antes de beber. Endulce con miel de acacia, que es un excelente regulador intestinal.

2 à 3 tazas / día

RECETA 42 - Té de salvia

1 cucharadita de salvia seca por taza

Haga una infusión con 1 cucharadita de salvia seca por taza de agua hirviendo y déjelo actuar durante diez minutos. Filtre antes de beber.

2-3 tazas / día.

Tés para el insomnio

El insomnio es representado por los trastornos del sueño. Aquí están algunos tés de hierbas que pueden ser beneficiosos para el insomnio.

RECETA 43 - Té de agripalma

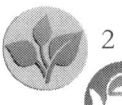 2 cucharadita de plantas secas

 cucharadita de plantas secas.

 2-3 tazas / día.

RECETA 44 - Té de manzanilla con naranja

 1 cucharadita de manzanilla, 1 naranja

 Haga una infusión durante 10 minutos, con 1 cucharadita de manzanilla por taza. También puede agregar la ralladura de naranja (después de lavarla bien) para dar sabor al té. Filtre antes de beber. Añada el zumo de naranja.

 2-3 tazas / día.

RECETA 45 - Té de lavanda

El sabor del té de lavanda es muy fragante y agradable, ¡pero tenga cuidado si usted es alérgico! (Es mejor evitar beberlo en ese caso).

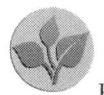 1 cucharadita de manzanilla, 1 naranja

 Haga una infusión durante 10 minutos, con 1 cucharadita de manzanilla por taza. También puede agregar la ralladura de naranja (después de lavarla bien) para dar sabor al té. Filtre antes de beber. Añada el zumo de naranja.

 2-3 tazas / día.

RECETA 46 - Té de amapolas

 1 cucharada de pétalos secos por taza

 Haga una infusión durante 10 minutos con una cucharada por taza. Filtre antes de beber.

 2-3 tazas / día.

RECETA 47 - Té de tilo con miel

 4 brácteas de tilo, miel

 Durante 5 minutos, deje reposar 4 brácteas secas por taza de agua hirviendo. Filtre y endulce con miel de tilo antes de beber.

 2-3 tazas / día.

Tés para reforzar el sistema inmunológico

La inmunidad es el estado de equilibrio caracterizado por las defensas biológicas adecuadas para combatir la infección, enfermedad, o otra invasión biológica no deseada en el cuerpo. Aquí están algunos tés de hierbas que pueden ser beneficiosos para reforzar el sistema inmunológico.

RECETA 48 - Té de arándano rojo, miel y naranja

1 cucharadita de bayas o hojas secas de arándano rojo
1 cucharadita de pieles de naranja secas, 1 cucharada de miel

Durante unos minutos, deje en infusión una cucharadita de bayas o hojas de arándano rojo con una cucharadita de pieles de naranja secas. Filtre y endulce con miel.

RECETA 49 - Té de ortigas con miel

1 cucharada de ortigas secas, 1 cucharadita de miel

Prepare una infusión en una gran taza de agua hirviendo y déjelo actuar durante diez minutos. Filtre y endulce con miel de pino antes de beber. La miel de pino es rica en oligoelementos, como el fósforo y el potasio, calcio, azufre, magnesio, zinc, boro, hierro y cobre.

 2-3 tazas / día.

RECETA 50 - Té de equinácea

1/2 cucharadita de equinácea por taza

Realice una decocción de 2 minutos, luego deje en infusión durante 5 minutos. Filtre antes de beber.

2 tazas / día.

RECETA 51 - Té de caléndula y naranja

2 cucharaditas de floras secas de caléndula, 1 naranja, unas gotas de esencia de flor de naranja

Durante 5 minutos, deje en infusión dos cucharaditas de flores secas por taza de agua hirviendo. Filtre antes de beber. Añada el zumo de una naranja y unas gotas de esencia de flor de naranja.

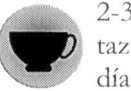 2-3 tazas / día.

90+ Tés de hierbas medicinales para su salud

Tés para combatir la fatiga

La fatiga es un mal bastante común en nuestra sociedad. Puede ser fisiológica o psicológica, pero nos disminuye, así...Así que aquí están algunos tés de hierbas que pueden ser beneficiosos para combatir la fatiga y restaurar el tono :-).

RECETA 52 - Té de espino blanco

 1-2 cucharadita(s) de flores y/o frutas secas de espino blanco

 Prepare una infusión en una gran taza de agua hirviendo con una o dos cucharaditas de plantas. Filtre antes de beber.

 2 à 3 tazas / día.

RECETA 53 - Té de cassis

 1 cucharada de hojas y frutas secas de cassis

 Haga una infusión con una cucharada de cassis por una grande taza de agua hirviendo y déjelo actuar durante diez minutos. Filtre antes de beber.

 2 à 3 tazas / día.

RECETA 54 - Té de frutas de rosal silvestre

 1-2 frutas secas por taza.

 Haga una infusión de unos diez minutos con 1-2 frutas secas por taza de agua hirviendo. Filtre antes de beber y endulce con miel si es necesario.

 3 tazas / día.

Tés para la pérdida de peso

El sobrepeso es uno de los problemas de nuestro siglo. Aquí están algunos tés de hierbas para luchar contra la obesidad y que pueden ser beneficiosos en el programa de pérdida de peso.

RECETA 55 - Té de apio con limón

3 tallos de apio con hojas, zumo de un limón, 1 litro de agua

Lave el apio y el limón. Ponga a hervir agua, y cuando hierva, agregue el apio. Déjelo de 5 a 10 minutos a fuego lento. Deje reposar durante diez minutos y añada el zumo de limón.

1 a 3 tazas / día antes de las comidas.

RECETA 56 - Té de cassis con limón

1 cucharada de cassis, 1 limón

Haga una infusión con una cucharada de cassis por una grande taza de agua hirviendo y déjelo actuar durante diez minutos. Filtre y añada el jugo de limón antes de beberlo.

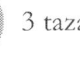
3 tazas / día.

RECETA 57 - Té de achicoria

1 cucharada de achicoria seca por taza

2-3 tazas / día.

Haga una infusión durante 2 minutos con una cucharada de achicoria por taza de agua. Filtre antes de beber.

RECETA 58 - Té de apio de monte con limón

1 cucharada de apio de monte seco y 1 limón

Haga una infusión durante 10 minutos, con 1 cucharada de apio de monte por 1/2 litro de agua. Filtre et añada el zumo de limón.

2-3 tazas / día.

90+ Tés de hierbas medicinales para su salud

Tés para la migraña

La migraña es un dolor de cabeza que puede incluso causar náuseas, y puede ser muy incapacitante. Aquí están algunos tés de hierbas que pueden ser beneficiosos para la migraña.

RECETA 59 - Té de manzanilla con miel y limón

1 cucharadita de manzanilla, 1 limón, 1 cucharada de miel

Haga una infusión durante 10 minutos, con 1 cucharadita de manzanilla por taza. Filtre y endulce con miel antes de beber. Añada el jugo de limón.

2 à 3 tazas / día.

RECETA 60 - Té de apio de monte

1 cucharada apio de monte

Haga una infusión durante 10 minutos, con 1 cucharada de apio de monte por 250 ml de agua. Filtre antes de beber.

1 à 3 tazas / día.

RECETA 61 - Té de serpol con miel

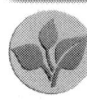
1 cucharadita de serpol seco, 1 cucharadita de miel

Prepare una infusión de unos diez minutos con una cucharadita de serpol por taza de agua. Filtre antes de beber y añada miel de tomillo si es posible.

2-3 tazas / día.

Tés para la menopausia

La menopausia es una gota hormonal al final del período reproductivo de la mujer. Según, se desprende de la cuarentena y se manifiesta con sofocos, sudores nocturnos, períodos irregulares, sensación de hinchazón, cambios de humor, irritabilidad, sensibilidad en los senos. Aquí están algunos tés de hierbas que pueden ser beneficiosos para la menopausia.

RECETA 62 - Té de agripalma y salvia

1 cucharadita de plantas secas de agripalma y una otra de salvia

Haga una infusión con las 2 cucharaditas de plantas secas por taza de agua hirviendo. Filtre antes de beber

2 à 3 tazas / día.

RECETA 63 - Té de hierba de San Juan con miel

1 cucharadita de hierba de San Juan, 1 cucharadita de miel

Haga una infusión de unos diez minutos con una cucharadita de hierba de San Juan seca por una gran taza de agua. Filtre y endulce con miel antes de beber.

2 à 3 tazas / día.

Tés para la osteoporosis

La osteoporosis se caracteriza por la fragilidad excesiva del esqueleto debido a una disminución en la masa ósea. Ésta es una enfermedad que afecta a más mujeres que hombres. Aquí están algunos tés de hierbas que pueden ser beneficiosos para la osteoporosis y que ayudan a fortalecer los huesos.

RECETA 64 - Té de ortigas y naranja

2 cucharadas de ortigas, 1 naranja

Haga una infusión con 2 cucharadas de hojas de ortigas frescas o secas con 1 cucharada de pieles de naranja secas por un litro de agua hirviendo y déjelo actuar durante diez minutos. Filtre y añada el zumo de naranja antes de beber.

2 à 3 tazas / día.

RECETA 65 - Té de cola de caballo

1 cucharadita de cola de caballo seca

Durante 10-15 minutos, deje en infusión une cucharadita de planta seca por taza de agua. Filtre y endulce con miel antes de beber.

1-2 tazas / día.

Cristina & Olivier Rebière

Tés para las enfermedades respiratorias

Una enfermedad respiratoria afecta al sistema respiratorio o causa problemas respiratorios. Aquí están algunos tés de hierbas que pueden ser beneficiosos para las enfermedades respiratorias y que fortalecen los pulmones.

RECETA 66 - Té de ajo y tomillo con miel

 1 cucharadita de tomillo, 1 diente de ajo, 1 cucharadita de miel

 Durante unos minutos, ponga en infusión una cucharadita de tomillo con un diente de ajo pelado y cortado en trozos.
Filtre y endulce con miel.

 2 tazas / día.

RECETA 67 - Inhalación a base de albahaca

Para las infecciones respiratorias, como resfriados o gripe, las inhalaciones de albahaca son eficaces.

 1 cucharadita de albahaca

 Hierva 1 cucharadita de albahaca en una gran taza de agua.

 Haga una inhalación por la mañana y otra por la noche.

RECETA 68 - Té de borraja

 2 ucharaditas de borraja

 Haga una infusión durante 10 minutos, con 2 cucharaditas por taza. Filtre antes de beber.

 2 a 3 tazas / día.

RECETA 69 - Té de lavanda con miel

El sabor del té de lavanda es muy fragante y agradable, ¡pero tenga cuidado si usted es alérgico! (Es mejor evitar beberlo en ese caso). Este té de hierbas está indicado para los asmáticos.

 1,5 cucharadita de flores secas por taza, 1 cucharadita de miel

 Haga una infusión durante 10 minutos, con una a dos cucharaditas por taza. Filtre y endulce con miel antes de beber.

 2 a 3 tazas / día.

RECETA 70 - Té de orégano con miel

 1 cucharadita de hojas y flores secas de orégano
1 cucharadita de miel

 Añada agua hirviendo sobre las hojas y flores secas de orégano y deje en infusión durante 10 minutos. Filtre y endulce con una buena cucharada de miel, de eucalipto si es posible.

 2 a 3 tazas / día.

Tés para la artritis y el reumatismo

El reumatismo afecta las articulaciones y los tejidos conectivos. La osteoartritis es una enfermedad que afecta a las articulaciones causando dolor y molestias dolorosas. Aquí están algunos tés de hierbas que pueden ser beneficiosos para el reumatismo, la osteoartritis, y para fortalecer sus articulaciones.

RECETA 71 - Té de acianos

El té de aciano tiene un sabor delicado y fragante, es probable que disfrute ;-).

 1 cucharadita de acianos secos por taza

 Haga una infusión durante 3 a 5 minutos. Filtre antes de beber.

 2 à 3 tazas / día.

RECETA 72 - Té de apio y naranja

 tallos de apio con hojas, 1 naranja, 1 litro de agua

 Lave cuidadosamente el apio y la naranja. Ponga a hervir agua, y cuando hierva, ponga el apio y la ralladura de naranja. Déjelo de 5 a 10 minutos a fuego lento. Deje reposar durante diez minutos y añada el zumo de naranja.

 2 a 3 tazas / día.

RECETA 73 - Té de perejil y naranja

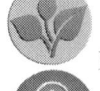 1 pequeña raíz de perejil y 1 naranja

 Lave cuidadosamente el perejil y la naranja. Realice una decocción hirviendo durante 5 a 10 minutos con perejil pelado y cortado en trozos y la pulpa de la naranja después de extraer el jugo. Filtre antes de beber y añada el jugo de naranja.

 2 a 3 tazas / día.

RECETA 74 - Té de cassis y naranja

Es un té de sabor muy aromático a base de hierbas que puede complacerlo si le gusta el cassis ;-)...

 1 cucharada de hojas y frutas secas de cassis, 1 naranja

 Haga una infusión con una cucharada de cassis por taza de agua hirviendo y la ralladura de naranja y déjelo actuar durante diez minutos. Filtre antes de beber y añada el jugo de naranja.

 3 tazas / día.

RECETA 75 - Té de bayas del saúco

 1 cucharada de bayas del saúco

 Haga una infusión de unos diez minutos con una cucharada de saúco por taza de agua hirviendo. Filtre antes de beber y endulce con miel si es necesario.

 3-4 tazas / día

Cristina & Olivier Rebière

Tés para combatir el estrés

Usted sabe, por supuesto, todo lo que es el estrés, y que hay que experimentarlo regularmente. Aquí están algunos tés de hierbas que pueden combatir el estrés y ser beneficiosos para la relajación.

RECETA 76 - Té de agripalma y espino blanco

 1 cucharadita de plantas secas de agripalma y 1/2 cucharadita de espino blanco

 Prepare una infusión con las plantas secas en una gran taza de agua hirviendo. Filtre antes de beber.

 2 tazas / día.

RECETA 77 - Té de angélica

 1 cucharada de raíz y/o semillas de angélica

 Hierva una cucharada de semillas o raíces por taza durante 2 minutos y luego deje reposar durante 5 a 10 minutos. Filtre antes de beber.

 1-2 tazas / día.

RECETA 78 - Té de hierba de San Juan y naranja con miel

 1 cucharadita de hierba de San Juan, 1 naranja, 1 cucharadita de miel

 Haga una infusión de unos diez minutos con una cucharadita de hierba de San Juan seca y la ralladura de una naranja por una gran taza de agua. Filtre antes de beber. Añada el jugo de naranja y endulce con miel.

 2 a 3 tazas / día

RECETA 79 - Té de hisopo y naranja

 1 cucharadita de hisopo, 1 naranja

 Durante unos minutos, deje en infusión una cucharadita de hisopo y 2 cucharaditas de piel de naranja seca. Filtre antes de beber.

 2-3 tazas / día.

RECETA 80 - Té de laurel

 10-15 g de hojas de laurel

 En infusión, ponga a macerar 10-15 g de hojas de laurel en 1 litro de agua.

 2 a 3 tazas por día, después de las comidas.

RECETA 81 - Té de melisa

 1 cucharada de melisa

 Haga una infusión de unos diez minutos con una cucharada de melisa por una gran taza de agua.

 1 a 2 tazas por día, después de las comidas.

Tés para aliviar la tos y los dolores de garganta

Aquí están algunos tés de hierbas que pueden ser beneficiosos para aliviar la tos y los dolores de garganta.

RECETA 82 - Té de amapolas con miel

1 cucharada de pétalos secos por taza, 1 cucharada de miel

Haga una infusión durante 10 minutos, con una cucharada de pétalos secos por taza. Filtre y endulce con miel antes de beber.

2 a 3 tazas / día.

RECETA 83 - Té de hisopo

1 cucharadita de hisopo

Prepare una infusión de unos diez de minutos con una cucharadita de hisopo seca por taza de agua. Filtre antes de beber.

2 a 3 tazas / día.

RECETA 84 - Té de serpol

1 cucharadita de serpol seco

Prepare una infusión de unos diez de minutos con una cucharadita de serpol seco por taza de agua. Filtre antes de beber.

2 a 3 tazas / día.

RECETA 85 - Jarabe de llantén mayor con miel

1 a 2 puñados de hojas frescas de llantén mayor, miel

Lave las hojas y córtelas finamente. Colóquelas en una sartén y agregue un litro de agua y 3-4 cucharadas de miel. Revuelva continuamente a fuego lento hasta que el líquido se espese. Ponga el jarabe en botellas en la nevera.

2 a 3 tazas / día.

90+ Tés de hierbas medicinales para su salud

Tés para los trastornos urinarios

Las enfermedades urinarias pueden ser muy diversas. La cistitis es una inflamación de la vejiga. Ésta es una infección común en las mujeres y es bastante dolorosa, ya que los síntomas son principalmente el ardor durante la micción, necesidad de orinar con frecuencia, etc.).

RECETA 86 - Té de arándano rojo

 2 cucharaditas de bayas o hojas frescas o secas de arándano rojo

 Durante unos minutos, deje en infusión 2 cucharaditas de bayas o hojas frescas o secas. Filtre antes de beber.

 2 tazas / día.

RECETA 87 - Té de colas de cereza

1 cucharada de colas de cereza secas por taza

En primer lugar, haga una decocción durante 3 minutos, luego deje en infusión durante 10 minutos. Filtre antes de beber.

2-3 tazas / día.

RECETA 88 - Té de grama

1 cucharadita de rizomas de grama secas por taza

Haga una decocción durante 3 minutos, con 1 cucharadita de rizomas. Filtre antes de beber.

2-3 tazas / día.

RECETA 89 - Té de fresas salvajes

2 cucharaditas de hojas y rizomas secas de fresas salvajes

Hierva 2 cucharaditas de plantas secas en un litro de agua. Filtre antes de beber.

2-3 tazas / día.

Cristina & Olivier Rebière

Bebidas a base de hierbas para su placer

Estas son algunas de las bebidas a base de hierbas que no sólo tienen propiedades curativas, sino también exquisitos sabores. Algunas de estas bebidas las conocí en mi infancia porque mis padres eran insistentes para reemplazar los refrescos de mi país en ese momento ; -) ... Otras las descubrí más tarde y son muy apreciadas, por lo que las comparto con ustedes en esta sección :-).

RECETA 90 - *Socata* - bebida a base de flores de saúcol

Una excelente bebida refrescante. Se la recomiendo calurosamente :-).

10 inflorescencias de saúco, 500 g azúcar moreno, 2 limones
8 g levadura

Lave las flores de saúco y póngalas en un frasco de 5 litros. Añada el azúcar, el limón en rodajas. Agregue agua hasta cubrir todo y tape el recipiente con un paño. Al día siguiente, llene el recipiente con agua fría y mezcle. Añada la levadura, cubra el frasco y déjelo en un lugar cálido y soleado durante 2 a 3 días. Mezcle todas los mañanas ¡y en las tardes y disfrutar! Cuando la acidez de la bebida se filtre, viértala en botellas y guárdelas en el refrigerador. La socata se bebe muy fresca.

RECETA 91 - Licor de Angélica

Para los amantes del alcohol, aquí está un licor con un delicado perfume que debe beber después de la comida en pequeñas dosis, y puede ayudar a la digestión.

150 g de tallos de angelica fresca, 3 clavos de olor, 1 rama de canela, 1 vaina de vainilla y 1 litro de ron blanco

En un tazón grande, coloque los tallos, la vaina de vainilla cortada en sentido longitudinal, la canela y el clavo de olor. Vierta sobre el ron. Deje macerar durante 10 días mezclando todos los días.
Filtre antes de beber.

RECETA 92 - echrubb o licor de naranja

Para los amantes del alcohol, aquí está un licor con sabor desde el Caribe, que he conocido y probado en Martinica.

4 naranjas, 2 palitos de canela, 1 vaina de vainilla, 1 litro de ron blanco y 500 g azúcar de caña

Prepare primero el aceite de naranja: lave las naranjas y la cáscara de la piel sin la parte blanca. Deje que se sequen al sol durante dos días. Póngalos en una jarra, añada el ron y déjelo marinar 4 días.
Retire las cáscaras de naranja. Hierva el azúcar de caña con 1/2 litro de agua, canela y vainilla hasta que el jugo se espese. Mezcle con el jarabe de ron y añada 10 cl de aceite de naranja. Luego póngalo en la botella.
¡¡A beber con responsabilidad!!

Agradecimientos

¡Gracias a todas las buenas almas que ofrecen herramientas y recursos de uso gratuito para aquellos que siempre quieren aprender y mejorar!

- ilustraciones : Freepik.com, imagenes de Cristina Rebière
- icono hojas : Aleksandr Vector from Nounproject & Olivier Rebière
- icono terera : Vectors Market from Nounproject & Olivier Rebière
- icono taza : iconesia from Nounproject & Olivier Rebière

Autores

Cristina & Olivier Rebière se conocieron con 17 años en 1990 en Rumania, poco después de la caída del Muro de Berlín y de la Revolución rumana de diciembre de 1989.

Después de dos años de correspondencia y varias reuniones, Cristina consiguió obtener una beca para estudiar en Francia y ella y Olivier se casaron en 1993.

Desde entonces, estos dos aventureros de la vida han tenido una vida llena de giros y vueltas, al curso de la cual han adquirido el gusto por la exploración y los viajes de ensueño no demasiado caros que llevan a uno a crecer como persona y llenarse de energía y creatividad.

Además de sus guías de turismo, vea las obras de

https://www.OlivierRebiere.com

Síganos en Facebook !

https://www.facebook.com/CristinaRebiereAuteure
https://www.facebook.com/OlivierRebiereAuteur

Made in the USA
Columbia, SC
05 May 2025